目もとの
上手な
エイジング

―眼瞼下垂から非手術的美容医療、エイジング世代のメイクアップまで―

著 北里大学形成外科・美容外科客員教授 大慈弥裕之
　　自由が丘クリニック理事長 古山　登隆
　　美容・医療ジャーナリスト 海野由利子
　　株式会社 資生堂 砂川　恵子
　　　　　　　　　 青木和香恵

全日本病院出版会

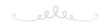

はじめに

　長寿社会を迎え，元気に歳を重ねて行きたいものです．そのためには，食事と運動をはじめとした生活習慣を見直すことです．病気を予防して体の中から健康でいることが，若さと元気の基本になります．近年の抗加齢医学研究でも，健康と見た目の若さはやはりリンクするのだということがはっきりしてきました．

　しかし，たとえ健康であっても，年齢を重ねると見た目はだんだん老けてゆきます．悲しいことに．その代表が目もとです．最初に気付くのは，20代後半から現れる下まぶたのクマです．30代から40代になると，目尻のシワやシミ，まぶたのタルミが気になるようになります．50代，60代になるとまぶたのタルミが大きくなり，人によっては二重まぶたの形が変わり，まぶたがくぼみ，目尻が垂れてきます．

　上まぶたのたるみは眼瞼下垂（がんけんかすい）と呼ばれています．これは見た目の変化だけでなく，上の方が見にくい，まぶたが重い，頭痛・肩こりといった日常生活に影響する症状の原因となることもあります．ただし，これらの症状は加齢とともに徐々に進行するため，まぶたが原因になっているとは気付かず過ごしている方も多いのではないでしょうか．

　眼瞼下垂を含めた加齢に伴う目もと周りのシワやタルミに対しては，手術の他にもボツリヌストキシン製剤治療（いわゆるボトックス注射）やヒアルロン酸注入治療などの非手術治療といわれる施術が行われています．これらの顔の老化に対する治療に際して，私たちが目指すのは，「医療の安全を優先した上で，自然な範囲での見た目の若返りを得ること」だと考えています．また，抗加齢医学の考えと同じく，老化の予防に意識を向けることが，美容医療の領域でもますます重要になってくると考えます．

　眼瞼下垂症手術や非手術療法の治療効果は，他の医療行為と同様に，人によって差があります．加えて，治療に伴うリスクもあります．患者さんは診察時に，治療の具体的なやりかたはどうか？手術や施術を受けた後にどんな経過をとるか？どんな効果が期待されるか？リスクはどうなのか？本当に沢山のことを知り，考え，判断しなければなりません．治療を受ける方が，これらのことを診察の短い時間で理解することは，簡単ではないでしょう．

この本は，加齢に伴う眼瞼下垂や目もとのシワ・タルミ治療について，メリットだけでなく診断・治療の実際やリスクまで，より詳しく知りたいと考える方の参考となることを目指して作成したものです．本書の内容は，筆者と同じ方針で診療を行っている施設で，術前の説明と同意（インフォームド・コンセント）として患者さんにお話しするものをまとめたものです．治療を考えている患者さんが，ご覧になり，理解を深め，納得された上で治療をお受けになることをお勧めします．

　手術が終わった後，患者さんから目もとのメイクについて質問を受けることがしばしばあります．しかし，私たち形成外科医は化粧についての専門知識は持っておらず，いつも困っていました．そこで，本書では，目もとのメイクアップについて，基礎のしっかりした専門家に執筆いただくことにしました．見た目の印象はメイクアップでも大きく変わります．日本人の美を長年にわたり研究してきた資生堂にご協力いただき，美の基準や加齢による容貌変化，元気になる目もとのメイクアップについて，述べてもらいました．資生堂が研究する美の基準は，私たち形成外科・美容外科医にとってもたいへん興味深く，勉強になります．

　美容・医療ジャーナリストの海野由利子氏にもお手伝いいただきました．医療は専門用語が多く，私たち専門医が説明してもなかなかご理解いただけません．海野さんには，複雑な医学情報をわかりやすく正確にお伝えする目的で，ご協力いただきました．なお，本文には眼瞼下垂（症）に関して私達の施設で研究したデータも入っています．どうしてそうなのか，科学的な根拠を示すための資料も載せています．ご協力いただいた皆様に心より感謝申し上げます．

令和3年6月

大慈弥　裕之

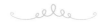

刊行に寄せて

本書は，医学専門出版社が制作した初めての一般向け医学書である．現在，WEBサイト等では医療情報が溢れているようにみえる．しかし，一般市民が，より専門的な知識を体系的に分かりやすく得ることは難しい．一方，形成外科や美容外科の医師からすると，患者さんに治療法のメリットやデメリットなどをよく理解いただくことが，患者さんにとって安心で満足度の高い診療につながる，と考えている．しかし，診察時の説明だ

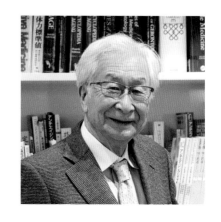

けでは十分に伝わらない．このような著者らの思いが，本書発刊の動機だと聞いた．

美容医療で行われている治療は，専門医の中でも意見の分かれるものも少なくない．また，美容医療で用いられる注入材料には未承認のものも多く，中には安全性と有効性の根拠がはっきりしないものもある．このような中，専門知識のない患者さんが，手術や注入治療の具体的内容まで決めるのである．患者さんにとって，一般医療以上に重要になるのが，インフォームドコンセント(説明と同意)になる．診断，施術の適応，治療の実際とメリット，デメリット，リスクや合併症とその対策などについて，担当医から時間をかけて説明を受けていただきたい．本書はインフォームドコンセントを補填する参考書としての役割があると期待している．

本書は瞼のタルミや非外科的顔面若返り治療を長年にわたり研究してきた2人が合同で執筆した．診療の場で患者さんに説明する内容をまとめたと聞いている．この著者の2人は1981年に私が主宰していた北里大学病院形成外科にレジデントとして入ってきた同期である．それぞれが，チーフレジデントを経て形成外科専門医となり，違う場所で活躍し発展を遂げた．その2人が40年ぶりに再び一緒に仕事をすることになった．私としても大変うれしく思っている．

資生堂の砂川恵子氏，青木和香恵氏によるメイクアップの解説，そして美容医療ジャーナリストである海野由利子氏によるコラムも本書の大きな魅力で，「人間の"美"とは」ということに向き合い，医師，メイクアップアーティスト，美容医療ジャーナリストというそれぞれの道から，"美"という1つの山を登ってきた三者が1つになり，本書を作り上げたことは特筆すべきことだと考える．当の私も1980年代，北里大学病院形成外科でメイクアップの専門外来を立ち上げ，医療と化粧との連携を進めた．また，私のNPOアンチエイジングネットワークでは，美容医療ジャーナリストとの勉強会を行い医学的に正しい情報が社会に提供できるよう活動している．私のその思いもこの本には含まれている．

北里大学名誉教授

特定非営利活動法人アンチエイジングネットワーク理事長

塩谷信幸

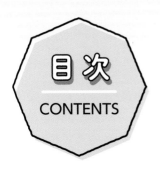

目次
CONTENTS

目もとの上手なエイジング
―眼瞼下垂から非手術的美容医療、エイジング世代のメイクアップまで―

A　加齢に伴うまぶたのタルミ（眼瞼下垂）　　　大慈弥裕之

B　目もとのシワ・タルミの診断と治療　　　　　　　　古山登隆

加齢に伴うまぶたのタルミ
（眼瞼下垂）

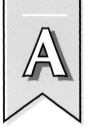

加齢に伴うまぶたのタルミ（眼瞼下垂）

大慈弥 裕之

Ⅰ. まぶたの基礎知識

＼＼ まぶたの基礎知識　内容をちょっと見！ ／／

1. 目もとの名称　p.4

　上まぶた（上眼瞼），下まぶた（下眼瞼），眉毛と睫毛，上眼瞼縁，黒目（角膜），ひとみ（瞳孔），角膜輪部，白目（球結膜），目頭（内眼角），目尻（外眼角）

2. まぶたと眉がつくる見た目の印象　p.5

　まぶたと眉毛は，見た目の印象を大きく左右する．黒目と上眼瞼との関係により，「びっくり目」，「ぱっちり目」，「眠そうな目」，「下垂した目」の表情が形作られる．ヒトは上眼瞼のほんの1，2 mm の差を瞬時に識別できるほどの鋭敏な感覚を持っている．

3. 加齢に伴う目もとの変化　p.5

　資生堂研究所による平均顔研究．20代では，上眼瞼縁が黒目の上縁近くまで開いている．眉毛は眉頭が低く眉山に向かって高くなっていて，目もとの強い印象（目チカラ）を与える．50代になると，上眼瞼縁はやや下がる．眉は内側が上がり弧を描く形になる．これらの変化は，柔和な表情の印象を与える．

　目もとの上手なエイジング—眼瞼下垂から非手術的美容医療，エイジング世代のメイクアップまで—

4. 眼瞼下垂に伴う上顔面の変化　p.6

　眼瞼下垂になると，まぶたの開き（瞼裂）が狭くなる．眉毛が上がり額の横ジワが深くなり，上眼瞼が陥凹する．二重まぶたの幅の拡大や乱れが生じる．眼瞼下垂に伴う容貌変化は，加齢に伴う容貌変化と類似している．

5. 上眼瞼の構造（解剖）　p.8

　上まぶたを引き上げる筋肉（開瞼筋）は，上眼瞼挙筋とミューラー筋で前者が主体．上眼瞼挙筋は眼窩の奥から瞼板に向かって扇型に拡がって存在し，先端 1 cm ほどは挙筋腱膜という膜状の組織になり，瞼板にゆるく結合している．正常では 15 mm 以上収縮する．

6. まぶたの機能　p.9

　開瞼と閉瞼の機能がある．涙を保持して眼球を保護する役割もある．

7. 加齢に伴う眼瞼下垂の悩み　p.10

　視野が妨げられることによりものが見にくくなる．まぶたの重量感や頭痛，肩こり．まぶたの開きが狭くなり，眉の形が変わることで目ヂカラが落ちる．

8. 日本人（東洋人）のまぶたのタルミと種類　p.10

1. 目もとの名称

　最初に，目やまぶたの名称を説明します．まぶた(眼瞼)は，上まぶた(上眼瞼)と下まぶた(下眼瞼)に分かれます．上眼瞼の上縁には眉毛があります．下縁には睫毛があります．上眼瞼の下端は上眼瞼縁と呼びます．眼球の中で白目に相当する部分は球結膜と呼びます．黒目は中央にある瞳孔とその周囲の虹彩からなり，その表面を覆う透明な組織が角膜です．黒目と白目の境を角膜輪部(Corneal limbus)と呼びます．目頭は内眼角と呼び，目尻は外眼角と呼びます(図1)．

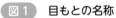

図1 目もとの名称

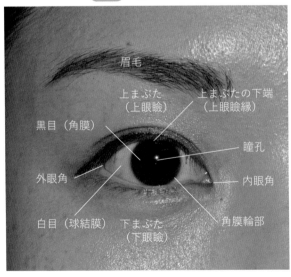

眉毛

上まぶた
(上眼瞼)

上まぶたの下端
(上眼瞼縁)

黒目（角膜）

瞳孔

外眼角

内眼角

白目（球結膜）

下まぶた
（下眼瞼）

角膜輪部

2. まぶたと眉がつくる見た目の印象

　まぶたと眉は，人体の中でも見た目の印象に最も影響を与える部位の1つです．「見た目」，「目（眼）ヂカラ」，「眉目秀麗」，「目は口ほどにものを言う」といった言葉があるくらい，目とまぶた，眉の形がヒトの，美醜を含めた容貌や表情を大きく左右します．患者さんにとって，まぶたの開き具合や左右差，まぶたの微妙な形，一重まぶた（一重瞼）か，二重まぶた（二重瞼）か，上まぶたの凸凹といったことも気になるのは当然と言えます．

　「びっくり目」，「ぱっちり目」，「眠そうな目」，「下垂した目」，との印象をもつのは，皆さんが黒目（角膜）と上眼瞼との位置関係を無意識のうちに測って判断しているからです．角膜は直径約 11 mm のほぼ円形をしています．中央には瞳孔があります．図1で示したように，パッチリと見える目は，上眼瞼縁が角膜上縁から 1〜1.5 mm ほどの位置にあります．そこから，ほんの 1〜2 mm 下がると私たちは「眠そうな目」，「下垂した目」として認識するようになります．こと「まぶた」に対しては，ほんの 1，2 mm の差を瞬時に識別できるほど，私たちは鋭敏な感覚をもっているのです．

3. 加齢に伴う目もとの変化

　図2は，資生堂研究所による 20 代と 50 代女性の平均顔です．20 代の目もとに注目すると，上眼瞼は黒目（角膜）の上縁近くまで開いています．白目である球結膜もしっかり出ていて，目もとの強い印象（目ヂカラ）を与えます．内眼角に対しても外眼角が高く，目尻が切れ上がっています．眉は，眉頭が低く眉山に向かって立ち上がっています．これらの目と眉の形は，キリッとした表情を作っています．50 代女性では，20 代に比べ上眼瞼がやや下がっています．外眼角も下がっています．眉毛は，眉頭がやや上がって，眉全体がやわらかいカーブを描く形になっています．これらの

変化は，温和な表情を形作ることになります（図2）.

図2 資生堂研究所による平均顔

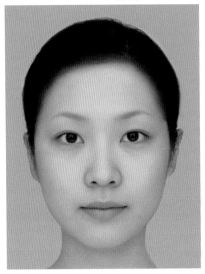
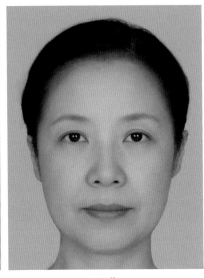

20代　　　　　　　　　　　　　　50代

※画像の肌色・髪は比較に含みません

4. 眼瞼下垂に伴う上顔面の変化

　図3は，30代の正常眼瞼と50代の腱膜性眼瞼下垂を比較したものです．同一人物ではありませんが，眼瞼下垂に伴う目もと変化の特徴がわかります．目ヂカラのある30代の目や眉と比べると，眼瞼下垂では，上眼瞼縁が数mm下がってきて角膜の上半分ほどを覆うようになり，まぶたの開き（瞼裂）が狭くなります．上眼瞼がくぼみ（上眼瞼陥凹），二重瞼幅の拡大やラインの乱れも認めます．眉毛は吊り上がり，形も変わっています．

額にシワが寄り面積が狭くなっています．この写真は眼瞼下垂の典型的な容貌変化の特徴を示しています．

　p.6の資生堂平均顔研究（図2）とも比較してみると，日本人（東洋人）の上顔面の加齢による容貌変化は，程度の差はあれ眼瞼下垂に伴う容貌変化と類似していることがおわかりいただけると思います．つまり，加齢に伴い多少なりとも眼瞼が下垂することで，上顔面の容貌が変化します．下垂の程度が大きいと容貌も大きく変化するとともに，ものが見づらいなど日常生活への差し障りも出てくることになります．この変化は，瞼が厚く平坦な東洋人に特有なものだと考えます（図3）．

図3 　30歳代正常眼瞼（左）と50歳代腱膜性下垂（右）の貼り合わせ画像

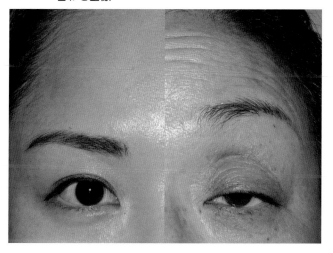

5. 上眼瞼の構造（解剖）

　眼瞼の前面は皮膚，後面は結膜で覆われています．上眼瞼を縦の断面図で見てみると，皮膚直下に眼輪筋があります．これはまぶたを閉じる（閉瞼）作用があります．これに対し，上まぶたを引き上げる（開瞼）筋肉は，上眼瞼挙筋とミューラー筋の2つがあります．これらはまぶたの裏側の結膜に近いところに存在します．このうち，主な開瞼筋は上眼瞼挙筋で，正常では15 mm ほど収縮します．

　眼球は直径23〜24 mm ほどの大きさで，眼窩と呼ばれる円錐形をした骨の器に収まっています．上眼瞼挙筋は眼窩上方の奥から始まり，前方にある瞼板に向かって扇型に拡がって存在します．先端1 cm ほどは挙筋腱膜という膜状の組織になっていて，瞼板にゆるく結合しています（図4）．

　教科書や論文の解剖図を見ると，上眼瞼の解剖はそれぞれ微妙に異なっています．西洋人と東洋人でも異なります．私たちは，一般的な日本人（東洋人）の眼瞼解剖を図4のように理解しています．白人に比べて，私たち東洋人（東アジア人）の上まぶた（上眼瞼）が平面的で厚ぼったいのは，皮膚と脂肪組織の違いが影響していると言われています．上眼瞼の皮膚は，眉毛に近いところは厚く，瞼縁に向かうにしたがって薄くなっています．東洋人の眼瞼では，皮膚が瞼縁近くまで厚い方がいます．また，眼輪筋下の脂肪組織（眼輪筋下線維脂肪組織）が瞼縁近くまで厚く存在する方もいます．眼窩脂肪も低い位置まで厚くせり出していて，瞼板の前面にまで下がっている方もいます．このような解剖学的特徴が，日本人を含めた東洋人の眼瞼の外観や加齢変化に影響を及ぼしていると考えます．

上眼瞼解剖図（上）と手術所見（下）

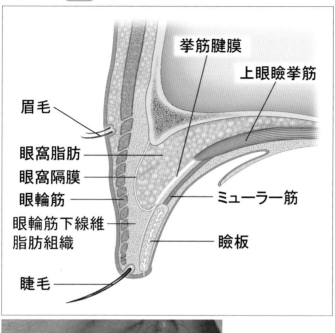

眉毛

眼窩脂肪
眼窩隔膜
眼輪筋
眼輪筋下線維
脂肪組織

睫毛

挙筋腱膜

上眼瞼挙筋

ミューラー筋

瞼板

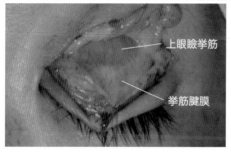

上眼瞼挙筋

挙筋腱膜

6. まぶたの機能

　目を開ける開瞼機能と閉じる閉瞼機能の2つがあります．他にも涙を保持して黒目（角膜）を保護する役目などがあります．

7. 加齢に伴う眼瞼下垂の悩み

　資生堂の研究でも示されたように，年齢を重ねると，程度の差はあれ，上まぶた（上眼瞼）が垂れ下がってきます．この状態を大きな意味で眼瞼下垂と呼びます．眼瞼が下垂してひとみ（瞳孔）を覆うようになると視野が妨げられ，ものが見にくくなります．また，まぶたの重量感や眼の痛み，頭痛や肩こりを訴える方もいます．

　症状がなくても，眼瞼下垂に伴う見た目の変化が気になる方もいます．患者さんは若い時に比べ，まぶたの開きが狭くなり，目尻が下がり，眉の形も変わって目ヂカラが落ちたとおっしゃいます．以上の症状や見た目の変化は，加齢に伴う眼瞼下垂が原因である可能性があります．

8. 日本人（東洋人）のまぶたのタルミと種類

　東洋人の加齢によるまぶたのタルミには，筋肉（上眼瞼挙筋）によるものと皮膚によるものの2つの要因があります．前者は腱膜性（または退行性）眼瞼下垂，後者は上眼瞼皮膚弛緩と呼びます．一般的に眼瞼下垂という場合は腱膜性眼瞼下垂のことを示しています．上眼瞼皮膚弛緩は偽の眼瞼下垂とも言います．腱膜性眼瞼下垂では，瞼縁自体が下垂して角膜上部を覆い隠します．一方，上眼瞼皮膚弛緩では，皮膚が瞼縁よりも垂れ下がることで，角膜を覆い隠します．双方ともに症状は似ていますが，治療する上では両者の見極めが重要になります．

　私たちはテープテストと呼んでいる簡便な方法で上眼瞼皮膚弛緩の有無を診断しています．軽く目を閉じた状態で，テープの片方を上眼瞼に貼り，垂れ下がった皮膚を引き上げます．この状態を維持して別の端を額に貼り，余った上眼瞼皮膚を引き上げます．この状態で患者さんに目を開いてもらい写真を撮ります．典型的な上眼瞼皮膚弛緩では，上眼瞼縁が見えるようになり角膜の露出が拡大します．患者さんは，視野が拡大して見やす

くなったとおっしゃいます．一方，腱膜性眼瞼下垂の患者さんでは，テープテストで瞼縁の位置変化や露出した角膜面積の変化がほとんどありません．実際の加齢による眼瞼下垂の患者さんでは，腱膜性眼瞼下垂だけでなく上眼瞼皮膚弛緩も伴っています．テープテストは，それぞれの要因を見極め，治療を計画する上で有用な評価法だと考えています（図5）．

図5　テープテスト

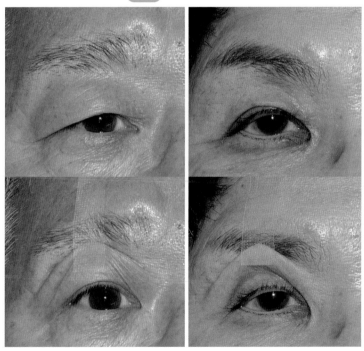

上眼瞼皮膚弛緩　　　　　　　　腱膜性眼瞼下垂

上まぶたの瞼縁自体が下がる眼瞼下垂は，正面視で上まぶたが角膜上縁より2，3mm以上下垂した状態を言います．この中で，幼少期や若年期に異常がなく，加齢に伴ってまぶたが下垂するものを，後天性眼瞼下垂と呼びます．その中で，神経麻痺や筋肉などの原因がなく，上眼瞼挙筋の機能が比較的良好に保っているものを，腱膜性眼瞼下垂と呼びます．腱膜性下垂の中でも，加齢による変化が挙筋または腱膜に及んでいると考えられるものを，退行性眼瞼下垂と呼びます．通常，50歳〜60歳以上で出現します．コンタクトレンズを長期使用した方や眼科手術で開瞼器^{かいけんき}を使用した方でも，眼瞼下垂を生じることがあります．これらも腱膜性眼瞼下垂に含まれます（表1）．

表1 　上まぶたタルミの種類

原因	診断名	分類
皮膚のタルミ	上眼瞼皮膚弛緩	
眼瞼挙筋・腱膜のゆるみ	腱膜性眼瞼下垂	退行性眼瞼下垂
		コンタクトレンズ由来
		開瞼器由来

Ⅱ. 腱膜性眼瞼下垂の診断と治療

＼ Ⅱ. 腱膜性眼瞼下垂の診断と治療　内容をちょっと見！ ／

1. 診断と程度　p. 15

正面視で上まぶたが角膜上縁より 2〜3 mm 以上下垂した状態. MRD-1 法では 3.5 mm 以下とするものが多い. 眼瞼下垂の程度は, 軽度, 中等度, 重度に分けられる. 一般的に, 上眼瞼縁が瞳孔の上縁より高い位置にある場合は軽度, 瞳孔上縁から瞳孔中心線までの範囲を中等度, 瞳孔中心線よりも下にあるものを重度と分ける. 正面視だけでなく, 上方視や挙筋機能, 症状, 眉毛や眼瞼の形も含め総合的に判断する.

2. 腱膜性眼瞼下垂と区別（鑑別）すべきまぶたの下垂　p. 19

上眼瞼皮膚弛緩, 先天性眼瞼下垂, 外傷性眼瞼下垂, 脳神経内科疾患（眼瞼痙攣, 重症筋無力症, ホルネル症候群）など.

3. 症　状　p. 20

上方視野の狭まり, 眼痛, 頭痛・肩こりなど.

4. 腱膜性眼瞼下垂に伴う見た目の変化　p. 21

瞼裂が狭くなる, 二重瞼の形の変化, 上眼瞼陥凹, 眉毛挙上, 額の水平ジワなど.

5. 原　因　p. 22

上眼瞼挙筋腱膜の後退や伸展, 眼瞼挙筋機能低下による伸展がある. 他にも様々な説が報告されている.

6. 治療法　p. 24

　挙筋前転術について説明．目的は下垂した上眼瞼を数mm引き上げてものを見やすくする．美容外科では，まぶたの形を整え上顔面の若返り効果を得る目的もある．手術は局所麻酔で行う．二重のラインで皮膚を切開して眼瞼挙筋腱膜を引き出し，瞼板に固定する．二重瞼を形成して手術を終了する．

7. 挙筋前転術の効果　p. 28

　挙筋腱膜を適正な位置で瞼板に固定できれば，上眼瞼位置が挙上し閉瞼も保たれる．頭痛・肩こりの割合が減少し，程度も軽くなる傾向がある．見た目に関しては，開瞼が拡大し眉毛が下垂する．

8. 手術に伴う合併症リスクと対策　p. 32

　合併症として，局所麻酔に伴う合併症，出血，血腫，青あざ，兎眼，眼球障害，腫脹，神経障害，感染，縫合糸の露出などがある．その他，好ましくない結果(unfavorable results)として，低矯正，過矯正，左右差，二重瞼の左右差，腫れの遷延がある．低矯正や過矯正，左右差が生じる原因として，手術中の状態だけでなく，手術前の下垂の程度も関係することがわかってきた．これらの要因を考慮し手術計画を行うことで合併症や不満足結果の頻度を下げることができる．必要により，時期をみて修正手術を行う．

1. 診断と程度

　教科書等では，正面を見た状態（正面視または第一眼位）で上眼瞼縁が角膜上縁より2〜3mm以上下がった状態を，眼瞼下垂としています．

　眼瞼下垂の程度を評価する方法として，MRD-1（瞼縁角膜反射間距離）という方法が標準的に使用されています．これは，角膜正面から光を当て，反射する光の点（光反射）と上眼瞼縁との距離を計測する方法です．光反射点は角膜の中点になります．角膜の直径は約11mmになるので，光反射点から角膜上縁までは5mm強になります．教科書では，MRD-1で3.5mm以下を眼瞼下垂と定義するものが多く見られます（図6）．

図6　MRD-1法による上眼瞼位置評価

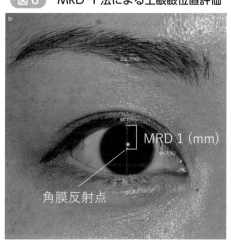

MRD 1（mm）

角膜反射点

眼瞼下垂の程度は，軽度，中等度，重度に分けられます．一般的には，上眼瞼縁が瞳孔の上縁より高い位置にある場合は軽度，瞳孔上縁から瞳孔中心線までの範囲を中等度，瞳孔中心線より下にあるものを重度と分けています．MRD-1で表すと，軽度が3.5〜2.0 mm，中等度が1.5〜0 mm，重度は0 mm未満となります．

　上眼瞼の高さは0.5〜1 mm程度のわずかな変化でも見た目の印象が変わります．また，眼瞼下垂では眉毛も変化します．そこで，私たちは角膜に対する上眼瞼と眉毛との位置関係を，顔面の写真画像データから簡単に，かつ精密に計測する画像解析ソフトを共同開発し，研究に使ってきました．私たちは，このソフトを「眼瞼眉毛位置計測ソフト」と呼んでいます．これは画像データから角膜の外周（角膜輪部）を推定することで，角膜縦径に対する比（％）として上眼瞼と眉毛の位置を計測するものです（図7）．

図7　眼瞼眉毛計測ソフトによる上眼瞼位置評価

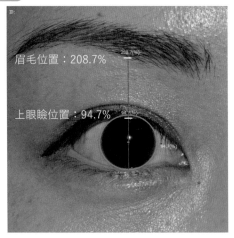

たとえば，上眼瞼位置が85％以上あれば，「目もとぱっちり」に見えます．瞳孔の上縁はおおよそ70％の位置にあります．また，瞳孔の中点は角膜中点よりもやや上方内側にあるため，53％の位置となります．これをMRD-1に換算すると，85％は＋3.7 mm，70％は＋2.1 mm，53％は＋0.3 mmとなります．前述のMRD-1での分類と近いものとなっています．そこで，本書では，眼瞼下垂の上眼瞼位置評価に眼瞼眉毛位置計測ソフトによる値（％）を使って説明することにしました．瞳孔上縁まで（70％）を軽度，瞳孔中点（53％）までを中等度，瞳孔中点（53％）未満を重度と分類します（図8）．

図8　眼瞼眉毛位置計測での眼瞼下垂分類

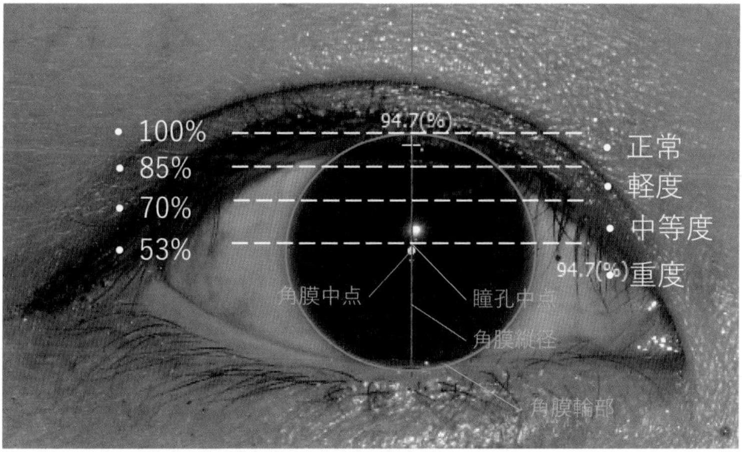

　本眼瞼眉毛位置計測では，ヒトが感じることのできる眼瞼および眉毛の微妙な変化を数値化して表すことができます．図9は同一人物の正面視写真ですが，左は平常時，右は努力開瞼時のものです．左右を比較すると，皆さんは目もとの表情に明らかな違いがあることがおわかりになると思い

ます．本ソフトでの計測によると，平常時は両眼瞼ともに90%程であった
ものが，努力開瞼では100%程に増加しています．努力開瞼によるまぶた
の変化は10%となりますが，これを実測値に換算するとほぼ1mmです．
1mmのまぶたの変化が表情に大きく影響することがおわかりになると思
います（図9）．

図9　眼瞼眉毛計測の実際

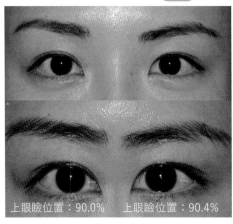

上眼瞼位置：90.0%　上眼瞼位置：90.4%　　　上眼瞼位置：99.4%　上眼瞼位置：100%

平常開瞼正面視　　　　　　　　　　　努力開瞼時

　眼瞼下垂の診断をする場合，正面視だけでなく上を見た時（上方視）での
観察や挙筋機能の評価も必要です．挙筋機能とは眼瞼挙筋の収縮の強さを
表すものです．眉を指で固定した状態で，最下方視から最上方視までの瞼
縁の距離を測ります．健常な人では15mm以上あります．10mm以上は
正常，8mm以上が良好，5mm以上ではやや不良，5mm未満は不良と
評価します（図10）．

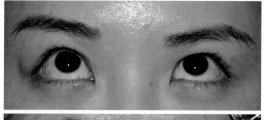

図10　上方視

◀健常人

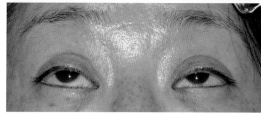

◀腱膜性眼瞼下垂
　患者

　眼瞼や眉毛の形も診察します．眼瞼の左右差，瞼縁の形，皮膚のタルミ，二重瞼線，上眼瞼陥凹や突出，眉毛挙上の有無や左右差，額の水平ジワ，顔の姿勢（下あごを突き出した様子）などを診察します．他にも既往歴やコンタクトレンズ装用歴，頭痛・肩こりの有無や程度，ベル現象（まぶたを閉じた時に黒目が上の方に動く現象）の有無なども含め，医師が総合的に眼瞼下垂症の診断を行います．

2.　腱膜性眼瞼下垂と区別（鑑別）すべきまぶたの下垂

　加齢に伴う眼瞼下垂（退行性眼瞼下垂）では，上眼瞼皮膚弛緩を区別します．これは腱膜性眼瞼下垂とは病態が異なりますが，視野をふさいでものが見えにくくなるといった症状や頭痛，肩こりは腱膜性眼瞼下垂とほぼ同じです．その他に鑑別診断（区別すべき別の疾患）としては，先天性眼瞼下垂症，外傷性眼瞼下垂症，脳神経内科疾患（眼瞼痙攣（がんけんけいれん），重症筋無力症（じゅうしょうきん む りょくしょう），ホルネル症候群）などがあります．

3. 症 状

　眼瞼が下垂することにより, 上方の視野が狭まります. 夕方になると症状が強くなるのが特徴です. 他に眼の痛み(眼痛)やドライアイの症状を訴える方もいます. 下垂による視野妨げの症状があれば,「眼瞼下垂症」の病名になります.

　頭痛や肩こりなどの随伴 症 状 が出現することがあります. 私たちの調査で腱膜性下垂で受診した患者さん 60 名を調べたところ, 72%に頭痛, 87%に肩こりの症状を訴えていました. 患者さん自身による痛みの強さを, NRS(numerical rating scale)という評価法で調べました. NRS では痛みが全くないものが 0 点, 最も強い痛みを 10 点として点数化します. 腱膜性眼瞼下垂症 60 名を対象にした手術前の痛み程度の平均は, 頭痛と肩こりでそれぞれ 5.49 点, 6.34 点でした(図 11).

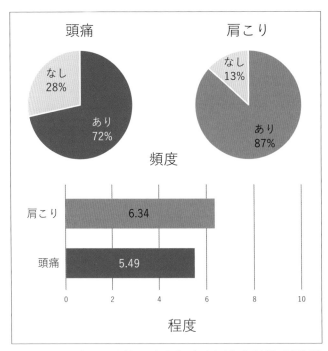

図 11

腱膜性眼瞼下垂患者(60名)における術前の頭痛と肩こりの割合, および程度

(Yamamichi, et al., Fukuoka Med Bull, 2020. より改変)

4. 腱膜性眼瞼下垂に伴う見た目の変化

　基礎知識の項目（6ページ）で説明した，まぶたの開き（瞼裂）が狭くなる，二重瞼の形の変化，上眼瞼陥凹，眉毛挙上と形態変化，および前額水平ジワが深くなる等の容貌変化が生じます．図12はハードコンタクトレンズ装用による腱膜性眼瞼下垂の患者さんです．両眼ともに高度の下垂があり，眉毛が挙上しています．二重瞼の幅の拡大も認めます．図13は退行性眼瞼下垂の患者さんです．右眼の方が下垂が強く，眉毛挙上も大きい状態です．

図12 コンタクトレンズ由来の腱膜性下垂

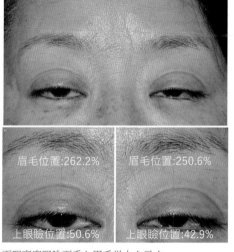

両眼高度眼瞼下垂と眉毛挙上を示す．

図13 退行性眼瞼下垂

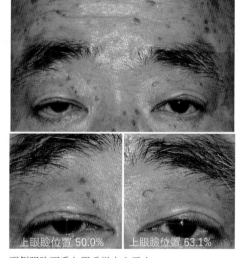

両側眼瞼下垂と眉毛挙上を示す．

5. 原　因

　退行性眼瞼下垂を含めた腱膜性眼瞼下垂の多くは，10 mm以上の良好な挙筋機能を示します．このことから，腱膜性眼瞼下垂は「腱膜性」の名前の通り，挙筋腱膜に原因があると考えられていました．論文等では，「挙筋自体の機能は正常か良好であるが，挙筋腱膜が瞼板から外れて奥に入り込んだ(後退した)状態，あるいは挙筋腱膜が薄く引き延ばされた(伸展した)状態」と書かれていました．

　近年，腱膜性眼瞼下垂でも，挙筋の機能が低下しているといった報告が，韓国や中国など主に東アジア圏から多く発表されるようになりました．私たちの研究でも，このことを示唆する結果が出ています．腱膜性眼瞼下垂では，下垂の程度が強くなるに従い上眼瞼挙筋の機能が低下していました．このことが，手術後の後戻りにも影響することになります．

　腱膜性眼瞼下垂の病態に関しては，他にも様々な説が報告されています．病態の理解は，手術の方針と結果に影響するので，解明に向けさらなる研究が進むことが期待されています(図14).

図 14　腱膜性眼瞼下垂の原因

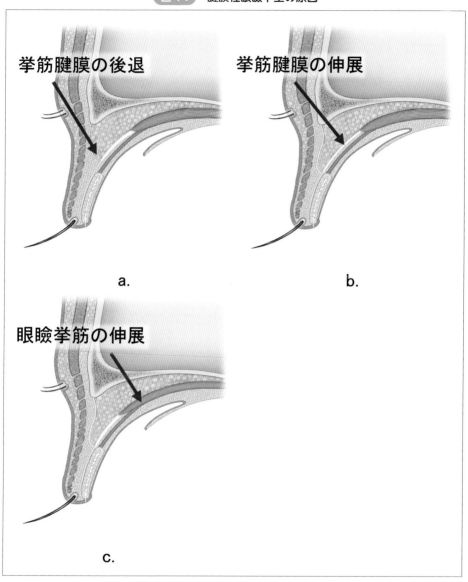

挙筋腱膜の後退

a.

挙筋腱膜の伸展

b.

眼瞼挙筋の伸展

c.

腱膜の後退や伸展，または眼瞼挙筋機能低下による伸展が考えられる．

6. 治療法

腱膜性眼瞼下垂に対する治療は，手術になります．

1) 眼瞼下垂手術の基本方針

眼瞼下垂手術を行うにあたり，まぶたがきちんと開け閉めできるようにすることが最も重要です．眼瞼下垂症に対する保険診療は，機能回復を目的としたものです．しかし，たとえ保険診療であっても形成外科医であれば形を無視することはできません．少なくとも「変形」と感じない程度の結果は求められます．美的満足までを求められる自費診療での美容外科ではさらに高い水準の美容的結果が求められます．

まぶたがきちんと開け閉めできることを確保した上で，患者さんが望む美しい形に仕上げることは，熟練した形成外科・美容外科医でも決して簡単ではありません．人によって瞼の形や機能，治り方（創傷治癒過程）が異なるからです．術後パッチリした目を強く望む患者さんもいます．しかし，無理な挙上をすると，まぶたの機能が損なわれ兎眼やドライアイなどの眼科的合併症のリスクが高まることにもなります．患者さんご自身も眼の機能を第一に考え，医師とご相談ください．

2) 挙筋前転術の目的

手術（挙筋前転術）の目的は，下垂した上眼瞼位置を数 mm 引き上げて物を見やすくすることです．下垂した眼瞼を適正な位置にまで上げ，その位置を長く保つには，手術により眼瞼挙筋と腱膜の前転量を調整する必要があります．挙筋腱膜が適正な位置で固定できれば，上眼瞼位置は術前に比べ数 mm 挙上します．挙筋前転術により開瞼が容易になると，視野が拡大します．また，閉瞼機能を維持することも，目的の 1 つとなります．

美容外科では，まぶたの形を整え上顔面の若返り効果を得ることが加わります．そのためには，上眼瞼位置や形，二重瞼の形，余剰皮膚の切除量，瞼の膨らみ等を患者さんとよく相談して，希望に近い結果が得られるよう

計画しておく必要があります.

3) 腱膜性眼瞼下垂手術の方法

　我が国では様々な手術法や名称が報告されていますが，本書では世界的に標準的な挙筋前転術という方法を説明します．これは，二重瞼ラインに沿って皮膚を切開して，挙筋腱膜とそれに連続する上眼瞼挙筋を前に引き出（前転）して瞼板に固定する方法です（図15）.

図15

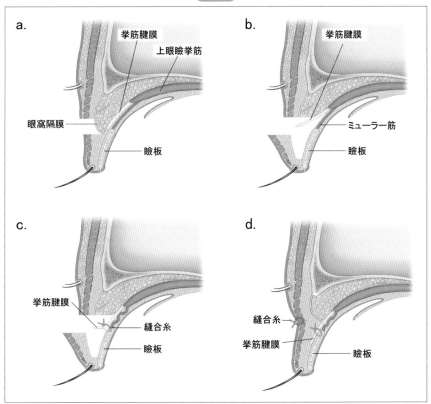

　ａ：皮膚を切開し眼輪筋を一部切除して，瞼板の前面と眼窩隔膜に到達する.
　ｂ：挙筋腱膜を前方に引き出す（前転）.
　ｃ：引き出した挙筋腱膜を瞼板に縫合固定する.
　ｄ：二重まぶたを形成し，皮膚を縫合する.

4) 挙筋前転術の実際

a) 麻酔と手術デザイン

　手術は局所麻酔で行います．私たちは通常，両側同時に行います．二重瞼も作成することになります．皮膚の折りたたみにより瞼を開きやすくするためです．二重瞼の幅は，その人に合った自然な部位を基本とします．日本人の場合，瞼縁から 6〜8 mm 程度が多く，人によっては 10 mm を超える場合もあります．手術前に患者さんと相談して決めます．

　新たな二重瞼ラインで皮膚を切開します．通常，この部位で余った皮膚を切除しますが，皮膚切除幅は 5 mm 前後とし控えめにしています．日本人に対して白人の眼瞼形成術と同様な幅広の皮膚切除を行うと，薄い皮膚と厚い皮膚が接して不自然に見えることが理由です（図 16-a）．

b) 上眼瞼挙筋の前転と固定

　皮膚とその直下にある眼輪筋，さらにその下にある組織を切除して瞼板にまで達します．眼窩隔膜を切開して挙筋腱膜（前層）と上眼瞼挙筋を確認します．挙筋腱膜を引き出（前転）して瞼板に縫合固定します（図 16-b，c）．

c) 術中の調整

　まぶたの開き（開瞼）の程度は，引き出す挙筋腱膜の分量（前転量）により変わります．挙筋前転術では「2 mm 前転させれば眼瞼が 1 mm 上がる」など，手術後のまぶたの開き（開瞼）を予測する方法がいくつかありますが，私たちは手術中に開瞼の程度を調整する方法（術中調整）で術後の眼瞼位置を予測しています．仮固定を行った後，患者さんに目を開けてもらい上眼瞼の位置を確認します．通常，術中正面視で上眼瞼位置が 80〜90％ となるよう調整します．これ以外にも，挙筋腱膜の固定位置や閉瞼の程度，左右差，眼瞼の形等を参考にして挙筋腱膜の固定位置を決定します（図 16-d）．

d) 二重瞼の形成

　挙筋腱膜は数か所補強のための固定を行った後，二重瞼を形成します（図 16-e）．

e) 閉創

　皮膚の歪みが出ないよう皮膚縫合を行い，手術を終了します（図 16-f）．

f）手術後の経過

　手術後，創部は薄めのガーゼをあて，テープで軽く圧迫します．腫れと痛みを予防するため，数日間創部を冷やしてもらいます．

　翌日，診察を行い，出血や血腫等の問題がなければガーゼを外します．抜糸は術後1週間前後で行います．手術中および術後の出血がわずかであれば，術後の腫れは最小限で済みますが，それでも腫れは出現します．内出血が出現することもあります．通常1〜2週間でかなり改善しますが個人差が大きいです．瞼の開きや二重の形は腫れにより影響を受けます（図16-g）．私たちの調査では，上眼瞼の位置は術後1〜3か月ほどが最も上がり，その後はやや下降して，術後6〜9か月ほどで安定します．

図16

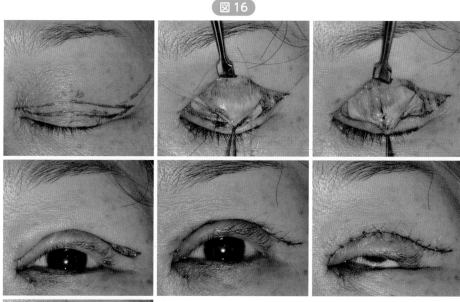

```
a b c
d e f
g
```

a：皮膚切開線
b：上眼瞼挙筋および挙筋腱膜を露出し牽引した状態
c：挙筋腱膜を前転して瞼板に固定した状態
d：固定後，開瞼してもらい調整する．
e：手術終了時．開瞼時
f：手術終了時．閉瞼時
g：術後1週目の状態

7. 挙筋前転術の効果

1）上まぶたの挙上による視野の改善

　挙筋腱膜が適正な位置で固定できれば，上眼瞼位置は術前に比べ数 mm 挙上します．閉瞼機能も保たれます．挙筋前転術により開瞼が容易になると視野が拡大し，上方が見やすくなります．私たちのデータでは，上眼瞼位置は術中の挙筋前転により挙上します．術後数か月間は術中の開きが維持されますが，術後 3 か月以降やや後戻りする傾向が観察されました．後でも述べますが，軽度下垂の患者さんでは後戻りがないのに対し，重度下垂では後戻りが大きいことがわかりました（図 17）．

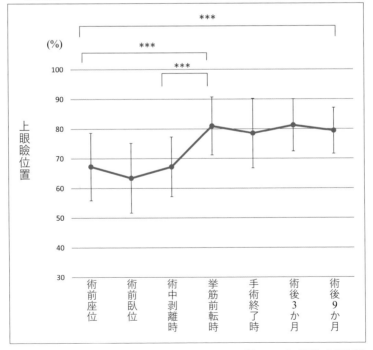

図 17　挙筋前転術における上眼瞼位置の術前，術中，術後変化

(Eto, et al., 2019. より改変)

挙筋前転術により，眉毛が下垂することがデータで示されました．この下垂は手術中から起こっていたことがわかりました（図18）.

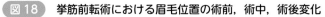

図18　**挙筋前転術における眉毛位置の術前，術中，術後変化**

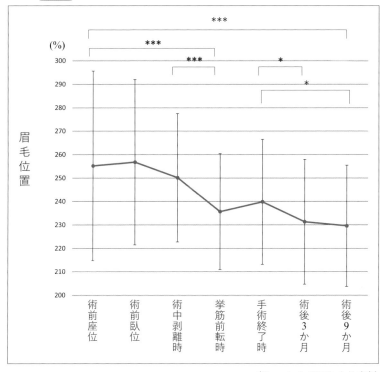

(Eto, et al., 2019. より改変)

2) 頭痛・肩こりの改善

　私たちの調査では，腱膜性眼瞼下垂の患者さんは挙筋前転術後に頭痛と肩こりを訴える患者さんの割合がそれぞれ72%から42%へ，87%から67%へ減少しました．さらに痛みの程度が頭痛は1/4程度に，肩こりでは1/3程度に軽くなりました．頭痛や肩こりは，視野を確保するため眉やあ

ごを上げていた動作が術後は不要になり，前頭筋の持続的緊張が緩むことで，改善したものと考えます（図19）．

図19 腱膜性眼瞼下垂患者（60名）における術前後の頭痛と肩こりの割合および程度の変化

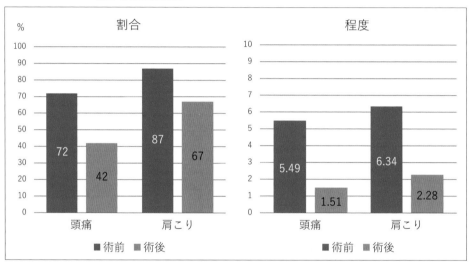

（Yamamichi, et al., Fukuoka Med Bull, 2020. より改変）

3) 見た目への効果

　見た目の効果に関しては，上眼瞼縁が上がることで瞼の開き（開瞼）が拡大し，逆に眉毛は下降します．眉毛が下がる程度は私たちのデータでは平均5mm程度ですが，人により程度が様々です．眉毛下垂に伴い前額の水平ジワが改善し，上眼瞼陥凹が改善します．二重瞼も形成されます．手術が理想的に行われれば，上顔面が若返った印象となります（図20）．

図20

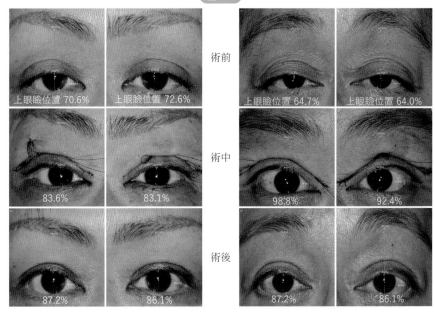

術前

術中

術後

上眼瞼位置70.6%　上眼瞼位置72.6%

83.6%　83.1%

87.2%　86.1%

上眼瞼位置64.7%　上眼瞼位置64.0%

98.8%　92.4%

87.2%　86.1%

a．両眼軽度眼瞼下垂に対する挙筋前転術
　　での術前，術中，術後の変化

b．両眼中等度眼瞼下垂に対する挙筋前転
　　術での術前，術中，術後の変化

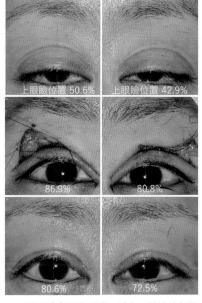

術前

術中

術後

上眼瞼位置50.6%　上眼瞼位置42.9%

86.9%　80.8%

80.6%　72.5%

c．両眼重度眼瞼下垂に対する挙筋前転術
　　での術前，術中，術後の変化

8. 手術に伴う合併症リスクと対策

　手術などの医療行為には，一定の割合で合併症が生じます．これを予防し，対策をとっておくことが医療の安全を高めることにつながります．

1) 局所麻酔に伴う合併症

　局所麻酔によるアレルギー反応があります．頻度は稀ですが，アナフィラキシーショックは重篤な合併症です．気分不良の多くは，緊張や不安によるものです．

2) 手術に伴う合併症

a) 出血

　手術中または術後の出血は，腫れ（腫脹）や痛み，青あざ（紫斑）の原因になります．手術部位の瘢痕形成が強くなり，将来的に変形や左右差を生じやすくなります．高齢者や抗凝固剤（血液をサラサラにする薬）を内服している患者さんは，出血しやすい傾向にあります．外科医は，手術中に止血剤と機器を使って丁寧に止血しながら操作を行います．術後24時間ほどは出血しやすいので，患者さんは安静が必要です．瞼を軽く圧迫して氷嚢などを用いて冷やすことを指導しています．

b) 兎眼・眼球障害

　まぶたが完全に閉じず，常に目が開いた状態を兎眼と呼びます．目の表面が乾燥して症状（ゴロゴロ感，流涙，痛み，結膜充血，視力障害）が出現します．過矯正（上げすぎ）が原因となる場合が多いので，外科医は過度な前転は避けるよう心がけています．角膜障害を疑う場合には，早期に眼科的処置や修正術を検討します．

c) 腫れ（腫脹）

　眼瞼部は腫れやすいため，たとえ出血の少ない手術であっても1週間ほどは腫れが目立つことがあります．腫れが完全に引いて安定化するまでには数か月程度かかります．

d）神経障害

睫毛の一部の知覚が鈍くなる（知覚障害）ことがあります．

e）感染

縫合部位である二重線の部分に垢などが溜まり，感染を生じることがあります．

f）縫合糸の露出

埋没糸（奥の方を縫った糸）が術後に皮膚から飛び出る場合があります．

3）眼瞼下垂手術後の好ましくない結果

眼瞼の手術では，眼瞼としての機能には問題がなくても，見た目の結果に不満が残る場合があります．これを好ましくない結果（unfavorable results）と呼びます．

a）低矯正

挙筋前転術を行ったにもかかわらず，術後の上眼瞼位置が術前に計画した位置にまで挙上せず，眼瞼下垂が十分に矯正されていない状態です．私たちのデータでは，挙筋機能が弱い眼瞼や下垂が高度な眼瞼は術中の開瞼の程度が維持できずに，術後後戻りすることが示されました．術前の下垂が高度な眼瞼では，予測通りには挙上しにくいことがわかりました．必要により，再度，前転術を追加することがあります．

b）過矯正

術後の上眼瞼位置が，正面視で角膜上縁よりも上がった状態です．見た目は「びっくり目」となり，兎眼を生じる可能性があります．私たちのデータでは，軽度下垂の眼瞼が過矯正になりやすいことが示されました．必要により後転術（眼瞼位置を下げる手術）を行います．ただし，後転術は前転術に比べ手技的に難しい手術になります．

c）左右差

上眼瞼位置の左右差です．眼瞼の左右の開きは，高さが 1 mm 違うだけでも，人はその差を認識できます．通常，術後に 2 mm 以上の左右差が生

じると患者さんは強く気になるようになります．左右差を生じる要因として，術前からの左右差，術中の調整，術後の癒着（ゆちゃく）や瘢痕形成等があります．

d）二重瞼の左右差

正面から見た二重瞼の幅が，左右で異なる状態です．正面視での二重瞼の幅は，閉瞼時での瞼縁からの二重瞼線までの距離と瞼縁から眉毛までの距離，および開瞼時での上眼瞼縁位置と眉毛位置，で規定されます．これらのいずれかに差があれば，二重瞼の左右差として現れます．

e）上眼瞼の腫れ

術後数週間経っても上眼瞼の腫れ（腫脹）が目立つ状態です．挙筋前転に伴い，眼窩脂肪も一緒に前に出てくるため，術後は上眼瞼のボリュームが少し増加します．したがって，術前に存在する上眼瞼陥凹は改善することが期待できます．しかし，術前より上眼瞼が厚ぼったい眼瞼では，術後さらに厚くなるため，患者さんは腫れが引かない印象を持ちます．

f）低矯正，過矯正，左右差の原因と対策

上眼瞼の高さを1mmの単位で正確に調整するのは，熟練した外科医でも簡単ではありません．私たちは，手術中に調整した瞼の開き（開瞼）が，術後どのように変化するか統計学的に検討しました．その結果，手術後の上まぶたの高さ（術後上眼瞼位置）は，手術中に調整した位置（術中上眼瞼位置）だけでなく，手術前の下垂の程度（術前上眼瞼位置）も相関していることがわかりました（図21）．

軽度な下垂の眼瞼では，手術中に調整した上眼瞼位置が術後同じ位置かむしろ上がる傾向にありました．一方，中等度下垂や高度下垂の眼瞼では，術中調整した上眼瞼位置が維持できずに術後再び下垂する傾向がありました．後戻りの程度は下垂が重度な眼瞼ほど大きい結果となりました．

眼瞼下垂症手術後に予想通りの結果を得ることができず，低矯正や過矯正，左右差を生じる場合があります．この要因の1つにこの術前の下垂の差があると考えます．私たちは，本データをもとに術前の下垂程度を考慮した術中調整を行っています．軽度下垂では術中の開瞼を控えめにするこ

とで，過矯正を予防します．一方，重度下垂では術中の開瞼を強めにすることで，低矯正を予防します．ただし，過度の挙筋前転は兎眼等の副作用をもたらすので，注意を要します．

図 21 挙筋前転術における術前，術中，術後の上眼瞼位置変化の比較

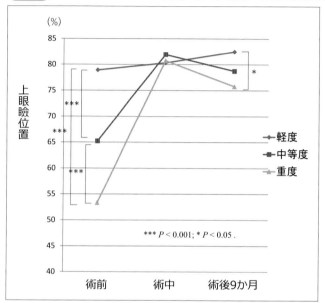

(%)

上眼瞼位置

軽度
中等度
重度

*** $P < 0.001$; * $P < 0.05$.

術前　　　術中　　　術後9か月

(Eto, et al., 2019. より改変)

　手術中に微妙な調整を行うには，腫れを最小限に抑えた状態で手術を行う必要があります．腫れ(腫脹)が強くなるとまぶたの開きが悪くなり，計測が不正確になるからです．また，出血の多い手術では，術後の腫れ(腫脹)も強く長くなり，青あざ(紫斑)が生じます．創部の瘢痕形成も強くなるため，合併症や不満足結果を生じる可能性が高くなります．

　外科医は，精緻で丁寧な手術を行うことで，理想とする眼瞼を目指します．それでも，予測外に術後左右差等が生じる場合があります．その時には，患者さんと相談の上，術後早期または瘢痕安定期(術後半年以降)に修正手術をさせていただくことがあります．

Ⅲ. 上眼瞼皮膚弛緩の診断と治療

＼＼ Ⅲ. 上眼瞼皮膚弛緩の診断と治療　内容をちょっと見！ ／／

1. 診　断　p. 38

　テープテストにより，正面視で角膜露出面積が拡がり，視野が拡大する.

2. 上眼瞼皮膚弛緩と区別（鑑別）すべき疾患　p. 39

　退行性（腱膜性）眼瞼下垂（症），顔面神経麻痺，眉毛下垂，先天性眼瞼下垂症，外傷性眼瞼下垂症，脳神経内科疾患（眼瞼痙攣，重症筋無力症，ホルネル症候群）など.

3. 症　状　p. 39

　視野の狭まり，眼瞼の重量感，頭痛・肩こり.

4. 上眼瞼皮膚弛緩に伴う見た目の変化　p. 40

　瞼裂が狭くなる. 目尻が下がり三角形のまぶたとなる. 眉毛が挙上し額の横ジワが深くなる.

5. 原　因　p. 40

　上眼瞼皮膚がたるみ，眼球の前に垂れ下がってくる.

6. 治療法　p. 40

　手術によりたるんだ皮膚を切除する. 上眼瞼皮膚切除術（upper eyelid blepharoplasty）と眉毛下皮膚切除術がある. まぶたの厚い日本人（東洋人）では，眉毛下皮膚切除術が向いている.

　目もとの上手なエイジング—眼瞼下垂から非手術的美容医療，エイジング世代のメイクアップまで—

眉毛下皮膚切除は下垂した上眼瞼皮膚を引き上げることが目的で眉毛の下線を眉頭から眉尻の外側まで，上眼瞼皮膚を 1 cm ほどの幅で切除する．挙筋前転術に比べ，腫れが少ない．

7.　眉毛下皮膚切除術の効果　p. 43
　ものが見やすくなる．頭痛・肩こりの頻度と程度が改善する．挙上していた眉毛が下垂し，額の横ジワが浅くなる．

8.　手術に伴う合併症リスクと対策　p. 45
　出血，血腫，痛み，青あざ(紫斑)，兎眼，腫れの遷延，神経障害，感染，縫合糸露出．その他，好ましくない結果(unfavorable results)として，目立つ傷跡．眉毛外側が下がる．

1. 診　断

　上まぶたの皮膚が弛んで皮膚が垂れ下がり，角膜や瞳を覆い隠すような状態を，上眼瞼皮膚弛緩(症)と呼びます.

　腱膜性眼瞼下垂では，上眼瞼自体が下垂して角膜上部を覆い隠します. 一方，上眼瞼皮膚弛緩では，皮膚が垂れ下がることで，角膜上部を覆い隠します. 前述のテープテストにより垂れ下がった皮膚を吊り上げると，瞼縁と角膜が露出して，視野が拡大します. 図22では，上眼瞼のタルミにより角膜上部が左右それぞれ39.1%，49.3%が隠れていました. 垂れ下がった皮膚をテープにより引き上げることで，角膜は73.2%，76.4%にまで露出するようになり，患者さんはものが見やすくなりました(図22).

　実際の診断は，病歴や上方視，まぶたの動き(挙筋機能)などの診察を含め，医師が総合的に行います.

図22　上眼瞼皮膚弛緩におけるテープによる余剰皮膚吊り上げ前後の上眼瞼位置

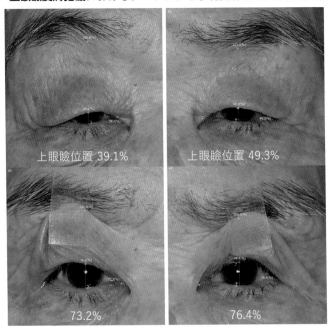

上眼瞼位置 39.1%　　上眼瞼位置 49.3%

73.2%　　76.4%

2. 上眼瞼皮膚弛緩と区別（鑑別）すべき疾患

　鑑別診断（区別すべき別の疾患）としては，退行性（腱膜性）眼瞼下垂（症），顔面神経麻痺，眉毛下垂，先天性眼瞼下垂症，外傷性眼瞼下垂症，脳神経内科疾患（眼瞼痙攣，重症筋無力症，ホルネル症候群）などがあります．

3. 症　状

　上眼瞼の皮膚が垂れ下がって瞳孔にかぶさるようになると，視野が狭まります．垂れ下がりによる視野妨げの症状があれば，「眼瞼皮膚弛緩症」の病名になります．また，上眼瞼皮膚弛緩症においても腱膜性眼瞼下垂症の患者さんと同じように，頭痛や肩こりなどの随伴症状がみられることがあります．私たちの調査では，上眼瞼皮膚弛緩で受診した患者さんの37％に頭痛，73％に肩こりを訴えていました．腱膜性下垂と比較すると，上眼瞼皮膚弛緩の患者さんでは頭痛の頻度は少ないものの，痛みの程度は同等でした（図23）．

図23　**上眼瞼皮膚弛緩患者さん（67名）における術前の頭痛と肩こりの割合，および程度**

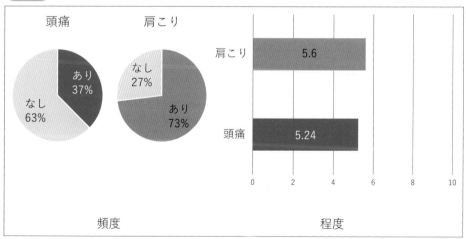

（Yamamichi, et al., Fukuoka Med Bull, 2020. より改変）

4. 上眼瞼皮膚弛緩に伴う見た目の変化

　図22上段の写真にあるように，上眼瞼皮膚弛緩では皮膚の下垂により
まぶたの開き（瞼裂）が狭くなります．皮膚のタルミは目尻（眼瞼外側）の方
が大きいため，目尻が下がり，瞼の形が三角形になる方もいます．眉毛が
上がり，額の水平ジワが深くなります．しかし，眉毛下垂を伴う場合もあ
り，一様ではありません（図22）．

5. 原　因

　加齢に伴い上眼瞼の皮膚が弛み，眼球の前に垂れ下がってくることが原
因です．

6. 治療法

1）上眼瞼皮膚弛緩治療の基本方針

　眼瞼皮膚弛緩症の治療は，手術になります．上眼瞼のたるんで余った（余
剰）皮膚を切除します．上眼瞼皮膚切除術（upper eyelid blepharoplasty）
は，西欧の美容外科では最も一般的な方法です．たるんだまぶたの皮膚と
そのすぐ下にある筋肉（眼輪筋）を切り取って縫合します．この手術を日本
人（東洋人）に応用すると，まぶたの性質上，二重の幅が広くなりすぎる，
あるいは縫合部の皮膚の段差が目立つ場合があります．これらは不自然な
印象を与える結果となります（図24）．

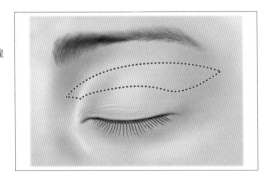

図24
上眼瞼皮膚切除術
※赤点線：皮膚切開線

近年，眉毛直下で上眼瞼の余剰皮膚を切除する「眉毛下皮膚切除術」が導入され，わが国でも一般化しつつあります．この方法は，まぶたの皮膚の厚い東洋人に向いたタルミ切除と言えます．本書では眉毛下皮膚切除術について説明します（図25）．

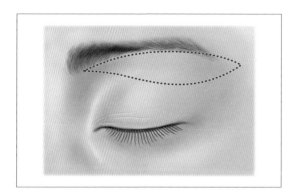

図 25
眉毛下皮膚切除術
※赤点線：皮膚切開線

2) 眉毛下皮膚切除術の目的

　余剰した皮膚を取り除くには，手術が必要です．下垂した上眼瞼皮膚を引き上げてものを見やすくすること，および閉瞼ができることが目的です．

3) 眉毛下皮膚切除の実際

a) 麻酔とデザイン

手術は局所麻酔で行います．通常，手術は両側同時に行います（図 26-a）．

b) 皮膚切除と閉創

眉毛の下縁を，眉頭から眉尻の 1 cm ほど外側まで，上眼瞼の皮膚を切除します．傷あとが目立ちづらくなるよう眉毛内に少し入ったところで切開します．切除する幅は 1 cm 程度です．切除した部分は縫合して閉鎖します．さらに眼輪筋を縫合したり，脂肪組織を一部切除する場合もあります（図 26-b）．

図 26 眉毛下皮膚切除術の実際

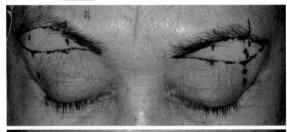

◀皮膚マーキング

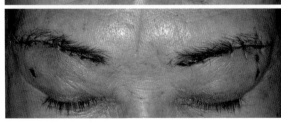

◀手術終了時

c) 手術後の経過

抜糸は術後 1 週間前後で行います．挙筋前転術に比べると術後の腫れや出血は少ないですが，患者さんによっては目立つ場合があります．通常，1 週間程度でかなり改善し，縫合部は通常半年程で目立たなくなります．

7. 眉毛下皮膚切除術の効果

1) タルミ改善による視野の拡大

　適度な幅の皮膚を切除することができれば，瞳孔の前に覆い被さっていた皮膚が引き上げられることで，ものが見やすくなります．閉瞼も可能です．私たちのデータでは，瞼縁が皮膚で隠れたタイプで術後 平均1.5 mm 上眼瞼が挙上しました（図27）．術前から瞼縁が露出していたタイプにおいても，術後は平均0.5 mm 程度挙上していました（図28）．

図27　**眉毛下皮膚切除術**

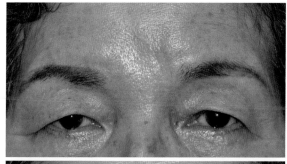

◀術前

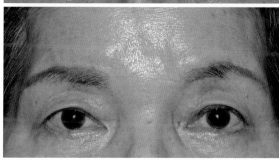

◀術後

2) 頭痛・肩こりの改善

　頭痛や肩こりに関しては，視野を確保するため眉やあごを上げていた動作が不要になり，首や額の筋肉に力を入れ続けることがなくなります．術後は頭痛，肩こりともに改善する傾向があります．改善の程度は，腱膜性下垂群と同等のレベルでした（図29）．

図29 上眼瞼皮膚弛緩患者さん（67名）における術前後の頭痛と肩こりの割合および程度の変化

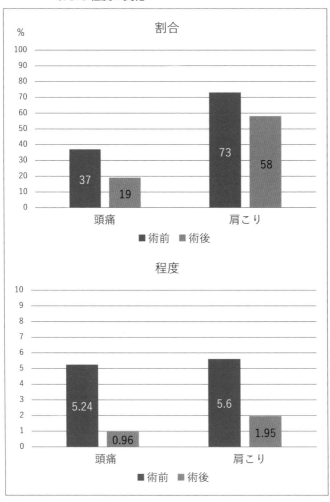

（Yamamichi, et al., Fukuoka Med Bull, 2020. より改変）

3) 見た目の効果

　見た目の効果に関しては，正面から見ると，瞼の開き（開瞼）が拡大します．挙上した眉毛が下降して眉毛の形も変わります．額の水平ジワが改善します．手術前後を写真で比較すると容貌変化は明らかですが，ご本人は大きく変化した印象は持たないようです．これは少し前の瞼の形に戻っただけなので，自己イメージが変わらなかったことが理由と考えます（図27，図28）．

8.　手術に伴う合併症リスクと対策

1) 局所麻酔に伴う合併症

　局所麻酔によるアレルギー反応があります．頻度は稀ですが，アナフィラキシーショックは重篤な合併症です．気分不良の多くは，緊張や不安によるものです．

2) 手術に伴う合併症と予防策

a) 出血

　手術中または術後の出血は，腫れ（腫脹），痛み，皮下血腫，青あざ（紫斑）の原因になります．特に高齢者や抗凝固剤服用中の患者さんは出血しやすい傾向があります．外科医は手術中に止血剤と機器を用い丁寧に止血しながら操作を行います．術後24時間ほどは出血しやすいので，患者さんは安静が必要です．瞼を軽く圧迫して冷やすことを指導しています．

b) 兎眼

　まぶたが完全に閉じない状態です．程度によっては，角膜が乾燥し症状（流涙，痛み，視力障害）が出現する場合があります．皮膚切除の幅が大きすぎるとこのリスクが増えるので，執刀医は過度な切除は避けるよう心がけます．

c) 腫れ（腫脹）

　挙筋前転術よりも腫れは軽微で済みます．しかし，眼瞼部は腫れやすい

ため，１週間ほどは目立つことがあります．腫れが引いて安定化するまでには１か月ほどかかります．

d）神経障害

皮膚の知覚が一部鈍くなる（知覚障害）ことがあります．通常は数か月から半年で回復します．

e）感染

糖尿病の患者さん以外では稀ですが，埋没糸等が原因となる場合があります．

f）縫合糸の露出

埋没糸が術後に露出する場合があります．

3）上眼瞼皮膚弛緩の手術後の好ましくない結果

眼瞼の手術では，眼瞼としての機能に問題がなくても，見た目の結果に不満が残る場合があります．これを好ましくない結果（unfavorable results）と呼びます．

a）目立つ傷あと

眉毛下の縫合部は，術後数か月の間，赤みや色素沈着のため目立つ場合があります．メラニンが多く紫外線により皮膚色が濃くなりやすい方は，目立ちやすい傾向にあります．多くは術後３か月から半年ほどで目立たなくなります（図30）．

図30 眉毛下皮膚切除術における手術瘢痕の推移

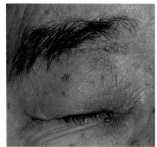 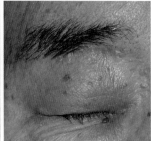 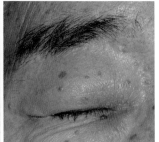

術後１か月　　　　　　術後３か月　　　　　　術後１年

b）下がり眉

　手術後に，眉毛が下垂することがあります．特に外側が下がりやすい傾向にあります．元々眉毛下垂のある方は，眉毛挙上等を検討します．

参考文献

- 大慈弥裕之：【特集：見た目のアンチエイジング update】容貌老化のメカニズム．アンチエイジング医学．10：877-884，2014．
- 野平久仁彦，新冨芳尚：【特集：眼瞼の美容外科 手術手技アトラス】眼瞼下垂症手術：挙筋腱膜前転法．PEPARS．87：81-91，2014．
- 市田正成：スキル美容外科手術アトラス．眼瞼．第2版．文光堂，92-108，2016．
- 大慈弥裕之，高木誠司，衞藤明子：【特集：珠玉のオペ(2)応用編一次世代に継承したい秘伝のテクニック―】顔面外科　眼瞼下垂　眉毛下皮膚切除術と挙筋前転術　手術のポイントと眼瞼・眉毛の経時的変化．形成外科．61：S171-S183，2018．
- Kakizaki H, Leibovich I, Selva D, Asamoto K, Nakano T：Orbital septum attachment on the levator aponeurosis in Asians. Ophthalmology. 116：2031-2035, 2009.
- Nishihira T, Ohjimi H, Eto A：A new digital image analysis system for measuring blepharoptosis patients'upper eyelid and eyebrow positions. Ann Plast Surg. 72：209-213, 2014.
- Eto A, Takagi S, Yamamichi K, Kawakami Y, Ohjimi H：Changes in upper eyelid and eyebrow position before, during, and after levator advancement in patients with aponeurotic blepharoptosis. 福岡大学医学紀要．46：15-24，2019．
- Yamamichi K, Takagi S, Eto A, Ohjimi H：Infrabrow Excision for dermatochalasis patients can improve headache and stiff neck as well as ptosis repair for aponeurotic blepharoptosis patients. 福岡大学医学紀要．47：77-86，2020．

美容医療は「スキンケアでは改善できないこと」の治療ができます

　私は 1980 年代から女性誌の編集者として美容分野の取材を行ってきました．スキンケアやエステでは解消できないシミ，ホクロ，ムダ毛の治療が可能になってきたのはほんの 20 年ほど前．1990 年代の後半でした．それ以前にも顔立ちを手術で変える，いわゆる "美容整形" や "しわ伸ばし" と言われたリフトアップ手術は行われていましたが，仕上がりはナチュラルとは言い難く一般女性にとってはかなりハードルの高い存在でした．そこに "メスを使わず，顔立ちを変えず，美容的な悩みを解消できる医療" が現れたのですから，美容業界やメディアでは話題になり，まず週刊誌に取り上げられていました．しかし女性誌でそれらの企画が掲載されるまではいくつもの壁がありました．私が企画を提案すると「美容を行う医療は胡散臭い」とか，「読者に "怪しい医療" を紹介できない」，などと言われて断られ続けていましたが，ある編集部と交渉の結果「自分で体験取材をするなら OK，ただし取材の写真は怖いかもしれないからモノクロページで」という条件で企画が初めて通りました．1999 年の秋でした．レーザーでのシミ取り，脱毛，ケミカルピーリング，ホクロ取りを取材して入稿をする際に「手術を行う "整形" とは違うこの医療は何と言うの？」と担当編集に尋ねられました．しばし悩み「美容のための医療だから "美容医療" でいいのでは？」とタイトルを提案しましたが，世の中にない名前だったせいか採用はされませんでした．その企画は話題になり，読者の反応も良かったので，徐々に他の女性誌でも企画が通るようになり "美容医療" という言葉もいつの間にか使えるようになりました．

　とはいえ掲載に慎重なメディアが多かったのは，病気でもないのに身体にレーザーを照射したり注射をするという美容医療の特殊性と合併症のリスク，望んだ効果が得られるとは限らない，などの危惧があったから．それは私自身も感じていたので医師に話を聞くことに加え，できるだけ学会なども聴講取材をし，治療の体験もして痛みやダウンタイム，効果の程度を確認して記事化してきました．このコラムでは，取材と治療の体験で得たことをお伝えします．

（海野由利子）

信じられる情報はどうやって探せばいい？

　美容医療の治療法や機器，使用する製剤などの情報を医師が得るのは「日本美容外科学会（JSAPS，JSAS の 2 つが存在）」，「日本形成外科学会」，「日本美容皮膚科学会」，「日本抗加齢医学会」などの学術集会や学会誌，医師向けのセミナー，医療機器や製剤に関わる業社，海外の学会などから．それに対して，一般の人が得やすい情報は雑誌やネットの記事や広告，テレビ番組，タレントや医療関係者による SNS や動画，ブログなど．医学的に正しくない情報も混在していて，誤解も生んでいます．美容クリニックの HP なら正しい情報かと読んでみても，医師やクリニックによって書いてあることが違ったりするので，「どれが正しい情報なの？」と迷う人は少なくありません．

　医師が得る医療情報が一般の人に届くまでの間に，それぞれの医師の見解の違いが入り，クリニック経営の都合が加わったり，メディアによる"視覚的なわかりやすさ"や誇張も影響し，誤解や理解不足も混じっていくのです．日本の美容医療は自由診療であり，医師の裁量によって自由に行えるために，何が「正しい」ことなのかはとてもわかりにくいのです．そもそも，"求める美"は人によって違いますし，そこに向かうルートもひとつではありません．私は仕事柄，信頼できるクリニックや安全な治療法を尋ねられることがありますが，その"答え"はひとつではありません．

　美容医療は，美容目的であっても医療です．もっとも重視されるべきは，安全であること．まずは，美容に関わる学会（前述）の HP から情報を得るのが良いと考えます．特に日本美容外科学会（JSAPS/主に形成外科医が会員）では「安心安全な美容医療」を目指す取り組みを行っているので，注意が必要な治療法や薬剤などの情報もわかりやすく発信しています．また，美容医療を行う医師やクリニックからの発信も情報源になります．信頼度が高いのは，医師が皮膚や皮下の構造をよく知る専門家，つまり形成外科医，美容外科医，皮膚科医であること．専門医の資格があるか，長年（目安として 4 年以上）美容医療を行っている医師かクリニックであること．発信内容が"良いこと"ばかりではなく，痛みなどのリスクや治療後の注意点などを発信していることもポイントです．医療である以上，リスクは存在します．「絶対安全」

「失敗しない」「簡単にできる」などの言葉を用いた発信は「効果保障の表現」にあたるので法律で禁止されています．このようなワードが含まれている情報には気をつける方が良いでしょう．ひとつの情報を鵜呑みにせず，学会や医師，クリニックのHP，雑誌の特集企画など，複数の情報を見ていくうちに"怪しそう"なことと"信じられそう"なことがわかっていくと思います．リスクを避けるためにも，情報収集は大切です． （海野由利子）

自分に合うクリニックはどう選ぶ？

　美容医療を行うクリニックにはさまざまな形態，タイプが存在します．大学病院，総合病院の美容外科，美容皮膚科，形成外科，アンチエイジングや女性医療に特化した診療科で行っていることもあります．そして，個人開業の美容クリニック，チェーン展開のクリニック，そのほか一般皮膚科や内科，婦人科などで美容医療を取り入れていることもあります．たとえば，美容点滴やシミ取りレーザーを行っている内科がかかりつけ，という場合は「ついでにシミ取りもできる」とか「医師をよく知っている」という利用のしやすさや安心感があるでしょう．「通院経験があり信頼できる」とか「通院しやすい」ことはクリニックを選ぶポイントになります．

　改善したいことが，シワやたるみなどのエイジングによるものの場合は，美容医療を長く行っている医師や形成外科医，美容外科医，皮膚科医がいるクリニックが良いでしょう．近年，エイジングの進み方についての研究は進んでいて，皮膚はもちろん筋肉，脂肪，骨格が加齢でどう変化するのかも解明されています．皮下の構造の変化を知ることで，どの部分にどんな治療を行うのが効果的か，自然に仕上がるかがわかるのが美容医療の専門家です．気になる部分をこうしたい，という患者の希望に合ったアドバイスと治療提案をしてくれるでしょう．治療法は手術だけでなく，注入治療（注射を用いる）やレーザーなどを使用する照射機器治療がありますが，クリニックや医師の得意分野によって治療のメニューは異なります．自分の希望に合い，納得できる治療を受けるために，初診のカウンセリングや治療相談は2〜3軒のクリニックで行うのも良い方法です．

　複数を受診することで治療の提案内容が異なることがわかるでしょうし，クリニックの雰囲気や医師の考えの違い，話のしやすさ，説明のわかりやすさ，などにも気づけるでしょう．迷っているならすぐに治療先を決めず，比較検討をして良いのです．複数のクリニックでカウンセリングを受けるのは「ここなら」と思えるクリニックかどうか判断するための必要投資とも言えます．

（海野由利子）

初診前に考えること，初診で尋ねることとは？

　美容医療を受けてみよう，と決心していちばん緊張するのはおそらく初診時のカウンセリングでしょう．医師は限られた時間内でできるだけ説明してくれるでしょうが，専門用語も使いますし，早口の場合もあるし，聞き取れないこともあるでしょう．事前の準備なしにカウンセリングを受けると，頭で整理しきれず混乱するかもしれません．こんな状況で避けたいのは，「希望を伝えきれず，なんとなくペースに飲まれて治療を始めることになった」ということ．美容医療はほとんどの場合，急を要する治療ではないはずなので，焦らず落ち着いて治療の提案などを理解し，納得してから始めることが大切です．そのためにおすすめするのは初診前の準備．まずは予約をしたクリニックのHPの再確認を．内容が変わっていることもありますから．そして，改善したいことを具体的に整理しましょう．気になる治療法，ダウンタイム（メイクや洗顔など，通常のことがしにくい期間）はどの程度受け入れられるか，通える頻度，予算など．そして，聞きたいことを忘れないようにメモを．

　クリニックに着いたら，パンフレットや貼り紙などの情報を確認したり，院内やスタッフさんの雰囲気も見ておきましょう．

　カウンセリングが始まったら，伝え忘れがないようにメモを見たり，書き込みをすると良いでしょう．わからないことは必ず聞き返すか，質問を．病気の治療とは違い，美容医療に「標準治療」や「何をするかお任せ」はありません．自分の希望に対して医師からの治療提案があり，決めるのは自分なのですから．体質や肌の状態によっては効果に時間がかかったり，治療後のホームケアが必要な治療もあります．カウンセリングを受けて気が進まなかったり，もう少し考えたい場合は治療に進まなくてもいいのです．他のクリニックも受診し，比較してから決めても良いのです．"今日だけお得"などというキャンペーンがあると気持ちは揺らぐかもしれませんが，初めての美容医療ならば，飛びつかず冷静に．また，初診のカウンセリングは治療を担当する医師が対応することが重要です．エイジングの状態は人それぞれ違うので，治療する医師が診てこそ自分に合った治療提案が得られるのです．

（海野由利子）

治療の「ゴール」は医師と一緒に設定すること

　美容医療の"治療のゴール"は病気の治療と違って決まっていません．個々で状態が異なるエイジングサインの改善治療ならば，なおさらです．たとえば，「シワをどうにかしたい」場合．どの程度減らしたいかは人によって違いますよね．浅く目立たなくなれば良いのか？　ほぼなくしたいのか？　まぶたのたるみはどこまで改善させる？　など，目標となるゴールは医師と相談して設定し，仕上がりのイメージを共有することになります．それによって治療法も変わるでしょうし．特に目もとはわずかな変化でも周囲に気づかれやすいので，治療によってメイクがしにくくならないかも確認しましょう．

　治療後に「やり過ぎ」とか「変化がなくて物足りない」と感じることのないように．ただし，照射治療でも注入治療でも，施術直後は若干の腫れがあったり，効果が現れていなかったりします．数日後に落ち着いてから，物足りなければ追加のリタッチ治療をするのは安全なやり方です．初回は，強めの攻め治療よりも弱めの治療が安全と言えます．

　手術ではなく，ヒアルロン酸注入やボツリヌストキシン製剤（いわゆるボトックス注射）など"元に戻る治療"や照射治療を受けた場合，定期的な継続治療をするかどうかは本人が決めることですから，治療効果が出た後にゆっくり考えればいいのです．年齢を重ねた顔立ちの豊かな魅力を大切にしつつ，気になる部分を改善することで自分が心地よく過ごせるかどうかが大切だと思います．満足できた治療の効果の維持を「ゴール」として，継続治療を行うのもアリ．「シミや色むらの改善ができたから次はシワの軽減を」と新たなゴール設定をするのもアリ，「気が済んだので美容医療は一旦終了」ももちろんアリなのです．大人として生きていく自分の肌や顔立ちについて，いつでも相談しやすい医師と出会うこともかなり重要です．

（海野由利子）

治療の決断の決め手は，痛み・腫れ・赤みの程度

　美容医療に興味があっても受診を迷う，その理由のひとつは「痛くないか？」「腫れたり内出血はしないか？」ということ．エステとは違う，医療ならではの不安と心配と言えるでしょう．まず「痛み」については治療法を選ぶ段階から医師はわかりやすく説明し，患者は「ガマンすればいい」と思わずに納得できるまで尋ねて治療法を決めることが大切です．注射器を使う治療の場合，針は一般診療のものより細く，あらかじめ麻酔クリームを塗ることも多いので痛みはかなり軽減されますが，無痛になるとは限りません．照射機器を使う場合は熱エネルギーを用いる機種が多く，温感〜痛熱いものまでさまざまです．普通に生きていれば経験することのない感覚でもあるので，照射を受けてみたら苦手な痛みだった，という可能性もあります．目まわりの治療なら，顔全体の場合より注射の回数は少なく照射の範囲も限られますし，痛みを少なくする工夫はされると思いますが，許容量は個人差があります．痛みに弱い方は医師とよく相談して，途中でギブアップしなくてよさそうな治療から始めると良いでしょう．

　術後の赤みや腫れ，内出血などで「いつもの生活がしにくい」期間を"ダウンタイム"と言います．日本人の多くは「バレずに治療したい」ので，長いダウンタイムは敬遠され，「金曜に治療をし，月曜には腫れも赤みもなく仕事に行ける」ような治療が歓迎されます．マスク生活でも目もとは隠せませんから，外出の予定などのスケジュールに合わせて治療日を決めるとか，初回はごく軽い治療だけにとどめるなど，無理のない計画が安全で精神的にもラクでしょう．注射による内出血はファンデーションではカバーしきれないこともありますし，消えるまで 10 日以上かかる場合もあります．赤みや内出血を隠せるコンシーラーを準備するなどの"ダウンタイム対策"をしておくことはおすすめです．治療後は医師やクリニックの指示を守り，気になることがあったら電話やメールで質問を．いい結果を得るためには薬や化粧品によるホームケアも大切です．

（海野由利子）

目もとの上手なエイジング
―眼瞼下垂から非手術的美容医療、
　　　エイジング世代のメイクアップまで―

目もとのシワ・タルミの
診断と治療

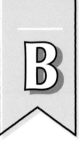

目もとのシワ・タルミの診断と治療

古山 登隆

I. 顔面アンチエイジング医療の基礎

　この章は，目の周囲（目もと）の加齢現象に対するノンサージカル（非手術）治療について述べます．

　多くの患者さんは，目の下のクマやほうれい線はそれらの窪んだ部分にヒアルロン酸を注入すれば治ると考えて来院します．しかし，これらのシワ・タルミは側頭部や頬部の骨，皮膚，皮下組織が原因となって生じているのです．したがって，シワ・タルミに直接注入するよりも原因部位の治療をする方が，結果として全体的なバランスが改善され，自然で若々しい印象になります．

　患者さんご自身も，気になる箇所だけではなく，その下で何が起こっているのか，それが顔のバランスにどのように影響しているのか考えていただき，全体をトータルに治療することの必要性をご理解いただくことが大切です．

　担当医を選ぶ際には，提示した治療計画がどこをゴールとし，どの程度の効果が得られるのか，さらに合併症リスクとその対策まで含めて，医学としての正しい知識と情報を提供してくれるかどうか，を基準にするとよいでしょう．

　人の見た目の加齢現象は医学的にみると，組織の萎縮，それに伴う下垂，そして筋肉を含めた組織の拘縮が基本となって生じます．これに老化や肥満に伴う脂肪沈着などが加味されて，見た目の老化として容貌に現れてく

ることになります.

　体全体で考えると，男性もお尻は年齢を重ねると小さくなってきます.
胸の筋肉も年齢がくると残念ながら張りがなくなり小さくなります．老化
により，体は全体的に組織(骨，筋肉，脂肪)が萎んできます．脂肪や筋肉
などが萎むと，それを入れていた革袋である皮膚は垂れ下がってきます.
また，体中の組織が固くなってきます．股関節や各関節も年齢がくること
によって，硬くなってきます.

　これらの老化に伴う萎縮・下垂・拘縮は，顔でも当然起こってきます.
本項目では，この萎縮・下垂・拘縮が引き起こす目もとの加齢現象，そし
てそれに対して現在主流となっているボツリヌストキシン製剤注射やヒア
ルロン酸注入治療などのノンサージカル(非手術)アンチエイジング美容医
療について，リスク等も含めて詳しく解説します.

　治療について具体的に述べる前に，顔面注入治療の歴史，美しい顔と
は？　老化とは？　など，顔面アンチエイジング医療の基礎について述べ
たいと思います.

＼＼ Ⅰ．顔面アンチエイジング医療の基礎　内容ちょっと見！ ／／

1．顔面注入治療の歴史　p. 59

　ボツリヌストキシン製剤によるシワ治療は，1996年頃から始まっ
た．充填剤(フィラー)注入による美容医療は100年も前から行われて
いた．しかし，当初は非吸収性材料であったため変形やしこりなどの
合併症が多発した．2000年頃からコラーゲンやヒアルロン酸製剤な
どの安全な吸収性フィラーが用いられるようになった.

2．顔の美の基準　p. 61

　美しい顔立ちには，バランス，3つのライン，セントラル・トライ
アングルの3要素が重要.

3. 美しい目もと　p. 67

　目もとの美しさには，瞼裂幅，眉毛の形，睫毛，二重瞼，瞳孔の色，まぶた周囲の皮膚の状態が重要な要素となる．

4. 加齢による表情の変化　p. 67

　加齢によりバランスが崩れることが老化による独特のネガティブな表情を作る．顔全体のバランスを整える治療が重要．

5. 顔面老化の原因と症状　p. 68

　顔面の老化は，組織（骨，筋肉，脂肪）の萎縮と下垂および筋肉などの拘縮が原因．

6. 目もとの加齢変化　p. 68

　上眼瞼皮膚弛緩，眼瞼下垂，上眼瞼陥凹，目尻のシワ，下眼瞼の膨らみ，下眼瞼の陥凹が特徴．

7. 非手術アンチエイジング美容医療に必要な顔面解剖　p. 70

　顔面は，皮膚，皮下脂肪（浅層），表情筋・表在性筋膜（SMAS），支持靭帯・脂肪層（深層），筋膜および骨膜の5層からなる．

　目もとの上手なエイジング—眼瞼下垂から非手術美容医療，エイジング世代のメイクアップまで—

1. 顔面注入治療の歴史

　現在，顔面若返りを目的としたヒアルロン酸注入やボツリヌストキシン製剤注射などの注入療法は，大変人気があり，世界的にも増加傾向が続いています．

　ボツリヌストキシン製剤を用いたシワ治療は，米国で 1996 年頃から始まりましたが，日本での導入は 2000 年前後になります．当初，10 年間ほどは，注入法の教育システムが整っていなかったため，医師は見よう見まねで施術を行っていました．その結果，施術後に表情の左右差が出たり，スポックブローと呼ばれる眉毛が過度に吊り上がった変形が生じるなど，美容的に好ましくない副作用が数多く出現しました．当時，「ボツリヌストキシン製剤（ボトックス）注射をすると怖い顔になる」と巷で言われていた理由がそこにあります．しかし，ボツリヌストキシン製剤を適正に使用すれば，自然な外観での若返り効果を得ることができます．

　加齢に伴う萎縮に対しては，100 年以上前から注入治療が行われていました．注入する材料は充填材（フィラー）と呼ばれ，萎縮した部位に注入することでボリュームを増加させます．歴史的には，隆鼻，豊胸および顔の若返りを目的に使用されてきました．わが国では，1930 年代から 1970 年代ごろまで，当時，美容整形と呼ばれたクリニックでパラフィンやワセリン，オルガノーゲン，シリコンオイルなどの非吸収性充填剤が主に顔や乳房の注入治療に使用されていました．

　これらの治療を受けた患者さんは，年月を経るに従い変形やしこり（硬結）などの様々な合併症が生じ，大学病院などの形成外科を受診して，摘出術や再建手術を受けることになりました．当時の後遺症患者さんは今も来院しています．1970 年代や 80 年代に形成外科医として働いていた私たちの世代は，充填材注入治療後の後遺症に苦しむ患者さんを数多く診てきました．その経験から，多くの形成外科専門医は，非吸収性材料の注入には

反対です．たとえ，吸収性材料であっても安全性に関しては，慎重に判断すべきと考えます．経験の少ない若い医師が，安易に未知の新製剤に走ることがあれば，警鐘を鳴らす必要があると思っています．

　こうした歴史を踏まえて，注入治療に使用する充填剤は非吸収性から吸収性であるウシ由来のコラーゲンへと移り変わり，2000年頃からはより安全性の高いヒアルロン酸製材が使用されるようになりました（図1）．

図1　充填材の歴史

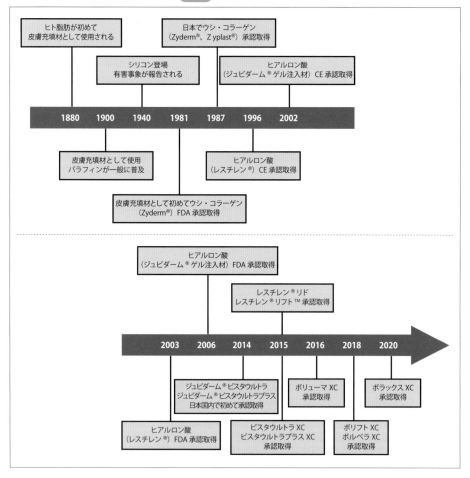

初期のヒアルロン酸は，トリやウシなどの動物由来であったため，大量生産が難しく，またアレルギー反応の危険もありました．その後，1980年代半ばのバイオテクノロジーの発展により，微生物からアレルギーリスクの低いヒアルロン酸製材が大量生産できるようになりました．これにより，1990年代になると，一気にヒアルロン酸治療が普及することになりました．

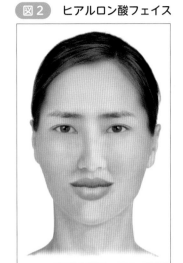

2008年前後には，ボリューマイジングという概念が流行しました．これは「顔老化の原因は萎縮にあるので，充填剤を注入してボリュームを増やせば元に戻って若返る」とする考えです．概念が先行した結果，ヒアルロン酸の入れすぎによるヒアルロン酸フェイスという不自然な容貌を持った患者さんが多く生まれました（図2）．

現在では，ヒアルロン酸注射の施術手技が進歩し，教育システムも整備されたことで，医師の多くが適正に施術できるようになりました．また，治療概念が，従来の単に「溝にいれる」や「ボリュームをだす」といった方針から，顔の老化メカニズムを解剖学的に理解することで，「自然な美しさを得るための最良ポイントに注入する」方針へと変わってきました．

製材に関しては，アラガン社のジュビダームやガルデルマ社のレスチレンパーレンなどの代表的なヒアルロン酸製材が，2013年以降厚生労働省で薬事承認され，わが国でも有効性と安全性が公的に証明された材料を，患者さんに使用できるようになりました．

2. 顔の美の基準

美醜の基準は，時代や文化によって大きく変動します．ある時代には多くの人にとって美しいと評価される要素が，別の時代や文化では否定され

ることもしばしばあります．平安時代には，ふっくらと下膨れした頬が美
人の条件として尊とばれていました．しかし，現在では必ずしもそうとは
言えません．また，美は主観的で嗜好や価値観によっても異なるので，一
概に定義できるものではありません．

　形成外科や美容外科では，人体の正常形や審美性の基準について，長年
にわたり科学的に解析をしてきました．それに加え，筆者の 30 年間にわ
たる美容外科医としての経験から，美しい顔立ちには①バランス，②3 ラ
イン，③1 トライアングルという 3 つの要因が重要であるとの結論に至っ
ています．

①バランス

　目・鼻・口の配置がバランスのとれた比率にあることです．まず，顔面
に横軸のラインを引きます．額の生え際からあごの先端にかけて等間隔で
三分割します．目・鼻・口のパーツが，この段の中に配置されていると美
しいとされます．図 3 の左のように，中段に寄りすぎず，また，右のよう
に離れすぎず，ほどよく配置されることが大切です（図 3）．

図3　バランスのとれた顔（水平 1/3）

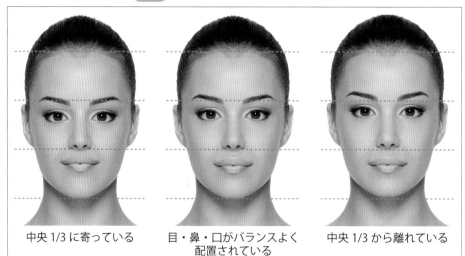

中央 1/3 に寄っている　　目・鼻・口がバランスよく　　中央 1/3 から離れている
　　　　　　　　　　　　　　配置されている

※水平に目と口の位置が変更されている

次に，顔の幅を等間隔で五分割した縦のラインを引いてみます．この場合にも，目や鼻が外側に離れたり，内側に寄りすぎたりせず，目や鼻の各々のラインが 1/5 の位置に配置されているとバランスが良く美しくみえます（図 4）．こうした比率がもたらす美には，各パーツの形状や位置がシンメトリーであることも大切な条件となります．

図4 バランスのとれた顔（垂直 1/5）

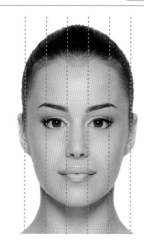 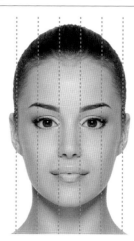 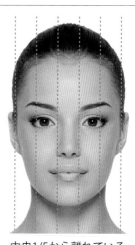

中央1/5に寄っている　　　目・鼻・口がバランスよく　　　中央1/5から離れている
　　　　　　　　　　　　　　配置されている

※垂直に目と口の位置が変更されている．

②3ライン

顔の美しさには3つのラインも重要です.

- シームレスな若々しい輪郭(図5)
- 丸みのある美しい曲線(OGライン)(図6)
- 美しい横顔のライン(エステティックライン)(図7)

図5 シームレスな美しい輪郭

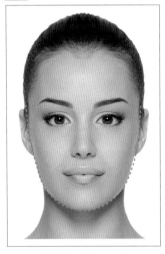

凸凹がなくなめらか

図6 OGライン

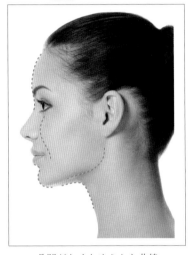

凸凹がなくなめらかな曲線

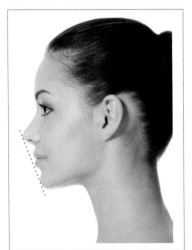

◀ **図7**
エステティックライン

エステティックライン:鼻と顎を結んだ線
エステティックラインより唇が内側にある
のが望ましい.

美しい輪郭を形作る曲線は，卵型とハート型です（図8）．この2つの理想形に共通するのは，ボリュームの中心が中顔面の上部にあり，あごにかけてのラインが滑らかですっきりしているという点です．これが若さとして表現されます．加齢に伴い下垂が生じることによって，上顔面は痩せて下顔面は厚くなり，顔の輪郭が四角もしくは三角形に変化することで，若さの特徴が失われていくことになります．

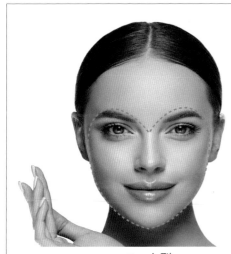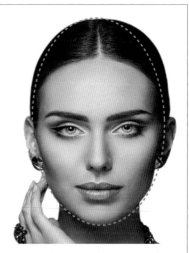

図8　美しい輪郭

ハート型　　　　　　　　卵型（オーバルシェイプ）

　美しさには横顔のラインも重要になります．額や頬の丸み，下顔面（下あご）のシームレスなライン（OGライン）（図6），鼻の先端とあごの先端を結んだ架空のラインを想定した時に上下の唇がそのラインより内側にあること（エステティックライン）です（図7）．特に上顎（上あご）が突出して下顎が後退する東洋人にとって，エステティックラインは重要です．加齢によるシワやタルミにより，これらのラインが崩れてしまいシームレスな美しい曲線が損なわれてしまいます．

③セントラル・トライアングル（図9）

　ニューヨークのメトロポリタン美術館が，視線カメラによる顔の注視部位に関する調査を行いました．それによると，最初に人は相手の目を見ることがわかりました．次に口，再び目を見て，最後にフェイスラインをなぞって，顔全体を見るという結果でした．このことから，目と口で構成される顔面中央の三角形は，顔の中でも特に重要な領域であることがわかります．明るい大きな目とふっくらとした唇はこの三角形をはっきりと印象付けることになり，人はそれをより魅力的であると感じます．眉毛や頬も目のフレームとしての役割を果たし，魅力を引き出す要素として大切です．ふくよかな頬は目の台座としての役目を果たし，この部分を強調すると目の外観が強調され，顔の印象が増進します．鼻は，この目線の移動を妨げないほどの大きさで，目や唇を引き立てるくらいの存在であることが望ましいとされています．

　加齢に伴い，目が小さくなったり，鼻は横に広がり，先端は丸く大きくかつ下垂し，唇は薄くなっていくことで，このセントラル・トライアングルのバランスが崩れ，印象が弱まることで，顔の魅力が失われていきます（図10）．

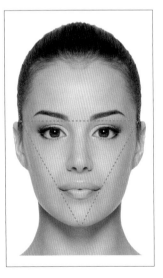

◀ 図9
セントラル・トラ
イアングル

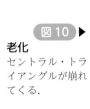

図10 ▶
老化
セントラル・トラ
イアングルが崩れ
てくる．

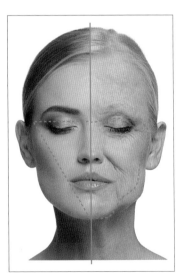

3. 美しい目もと

目もとの美しさは，瞼裂の幅，眉毛の形状や量，睫毛の長さや量，二重瞼の有無，および瞳孔の色，加えてまぶた周辺の溝やシワにもよって影響されます．眼瞼周囲に陰影がなく滑らかに保たれていると，目がくっきりと際立ちます（図11）．

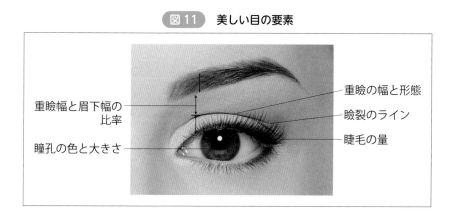

図11 美しい目の要素

重瞼幅と眉下幅の比率

瞳孔の色と大きさ

重瞼の幅と形態

瞼裂のライン

睫毛の量

4. 加齢による表情の変化

わが国では，歳を重ねると優しい顔になると言われます．しかし，加齢に伴う顔の変化によっては，疲れている・悲しんでいる・怒っている・けわしい，垂れ下がった，といったネガティブな表情にもなります．たとえば，眉間のシワはけわしさや神経質さを表し，目の下の窪みは他人に疲れた印象を与えます．このような加齢によって起こるネガティブな表情は，前述した顔のバランスが崩れることが原因となります．したがって，アンチエイジング美容医療では，目，口，鼻それぞれのパートのみの治療では

なく，顔全体のバランスを整えることを考えた治療が重要になります．「木を見て，森も見る」治療計画が必要です．

5. 顔面老化の原因と症状

　顔の老化は，骨，筋肉，脂肪のボリュームロスとそれに起因する組織の下垂，そして筋肉を中心とした組織の拘縮が主な原因となります．結果として，形態や皮膚の色調のアンバランスが起こります．眼瞼下垂（がんけんかすい）ではまぶたの位置が左右非対称になったり，シワにより生じた影が目立ってきたり，口角や鼻翼（びよく）が非対称になったり，さらにシミが生じることで色のアンバランスが生じます．このようなアンバランスは顔に老けた印象を与えるとともに，容貌の美の基準からも外れていくことになります．老いた容貌が美しいと感じないのは，このような理由によります．

　顔面のシワには，皮膚表面の乾燥によって現れるちりめんジワと表情を作った時にできる表情ジワがあります．また，細い線のようなシワから溝となるような深いシワ，肌のタルミによって生じるシワなどがあります．表情ジワは表情筋（ひょうじょうきん）の収縮により生じるシワで，表情を戻すと消えます．しかし，長期に及ぶ反復や加齢による皮膚の菲薄化（ひはくか），コラーゲンなどの細胞（さいぼう）外基質（がいきしつ）の変性により皮膚が弾力（ハリ）を失い固定化したシワとなり，深さも深くなってゆきます．

　シワやタルミの治療を計画する際には，診察によりボリュームロスの状態，下垂の程度，筋肉の拘縮状態や程度を的確に把握したうえで，各パーツの比率や変化，形態のアンバランスをどこまで修正するかといった項目にゴールを設定し，目標に沿った治療法を選択します．

6. 目もとの加齢変化

　加齢に伴う目もとの老化は，眼瞼下垂，上眼瞼皮膚弛緩（じょうがんけんひふしかん），上眼瞼陥凹（じょうがんけんかんおう），目尻のシワ（カラスの足跡），下眼瞼の膨らみ，下眼瞼の小ジワが特徴です．

これらは，骨格，靱帯，筋肉，脂肪，皮膚の老化に伴い萎縮や下垂，拘縮が生じた結果として見た目に現れたものです（図12）．

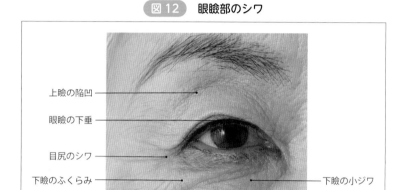

図12 眼瞼部のシワ

上瞼の陥凹
眼瞼の下垂
目尻のシワ
下瞼のふくらみ
下瞼の小ジワ

7. 非手術アンチエイジング美容医療に必要な顔面解剖

1) 顔面における層

　美容医療では，顔面を5つの層に分けて考えます．①皮膚，②皮下脂肪（浅層），③表情筋・表在性筋膜（SMAS），④支持靭帯，脂肪層（深層），⑤筋膜および骨膜です（図13）．ヒアルロン酸を注入する際には，治療の目的に応じて注入する層を変えます．例えば，骨の萎縮によってタルミが生じている場合には，骨膜上に注入することで減った骨を補填します．皮膚や真皮直下に注入する場合，目の周りなど皮膚が薄い部位では，浅い層に多量のヒアルロン酸を注入すると不自然な凹凸や色調の変化を生じる場合があります．これを避けるため，まず深部に注入して土台を形成する方法もあります．そうすることで自然で若々しい目もとの形が得られます．

図13　顔面の層

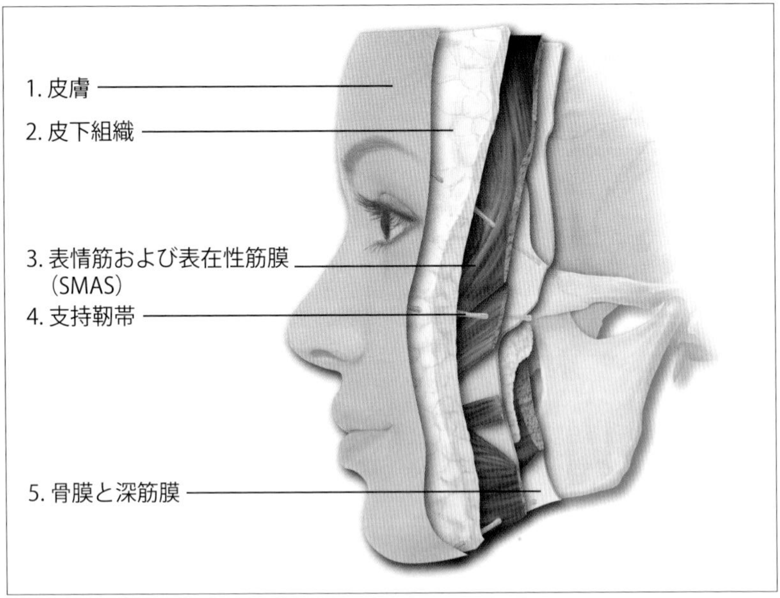

1. 皮膚
2. 皮下組織
3. 表情筋および表在性筋膜（SMAS）
4. 支持靭帯
5. 骨膜と深筋膜

(Kim HJ, et al：Clinical anatomy of the face for filler and botulinum toxin injection. p.67, Springer, 2016. より引用)

2) 顔面骨

　一般的に 30 歳を過ぎると，骨吸収は骨形成を上回り始めます．その後，加齢とともに骨萎縮が体全体に起こり，それは顔面骨も例外ではありません．顔面骨の特徴は，①前頭骨の陥凹，②側頭部（こめかみ）の陥凹，③眼窩（目の周り）の拡大，④上顎骨（上あご）の縮小と短縮，⑤梨状孔（鼻周りの孔）の拡大，⑥下顎骨（下あご）の縮小と短縮（Mendelson B, Wong CH：Aesthetic Plast Surg. 36：753-756, 2012.）などです（図14）．こうした骨萎縮のため，顔面骨に付着している筋肉や脂肪は支えを失って下垂することになります．

　加齢に伴い，眼窩を形成している前頭骨，頬骨，上顎骨が萎縮することで眼窩フレームが大きくなり，前縁が後退します．眼窩が広がることで目の下のタルミや深いクマを形成したり，支えを失った眼球を保護している眼窩内脂肪が前方に突出し，眼の下の特徴的なタルミを形成します．側頭部では側頭骨・側頭筋が萎縮して，上顔面の外側から中央部の方向に下垂が始まります．その下垂により，瞼の外側の形態に影響を与えるため目尻に深いシワを形成します．

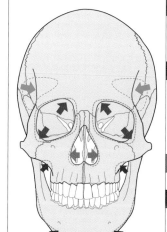

図14　骨の萎縮

眼窩縁領域
- 年齢により眼窩を構成する顔面骨の萎縮し，眼窩の容積は広がる
- 上内側と下外側はより吸収されやすい傾向にある

下顎部
- 上顎骨の形態の変化は歯列の状態に関係なくは加齢とともに生じる
- 上顎骨は頬骨よりも加齢の影響を受けやすい
- 上顎骨が吸収されることで，口唇周囲の組織萎縮は明瞭になりほうれい線や上口唇は後方に下がる

鼻部
- 梨状口が拡大する

上顎部
- 下顎角は増大する一方で下顎枝と下顎体の高さおよび長さは減少する
- オトガイ部周辺は骨吸収が進む傾向が強い

3) 表情筋

　顔面の表情筋は 30 以上あります．複数の表情筋が相互に関わりあって喜怒哀楽などの表情を作りますが，目や鼻の開閉や飲食，喋るなどの運動にも関わっています（図 15）．通常の骨格筋は骨と骨とを結んで関節を動かしているのに対して，表情筋は骨や筋膜と皮膚とを結んでいます．そのため，筋肉が収縮するとその上の皮膚が収縮することで，皮膚に深い溝つまりシワを形成します．加齢とともに体全身の骨格筋が細くなってくるのと同様に，顔の表情筋も萎縮してきます．目の周りを構成している筋肉も同じように細く，薄くなっていきます．筋肉が薄くなるとその上に乗っている皮膚もハリがなくなりシワを形成します．

図 15　顔面の筋肉

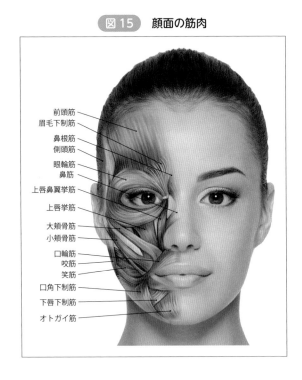

　前頭筋
　眉毛下制筋
　鼻根筋
　側頭筋
　眼輪筋
　鼻筋
　上唇鼻翼挙筋
　上唇挙筋
　大頬骨筋
　小頬骨筋
　口輪筋
　咬筋
　笑筋
　口角下制筋
　下唇下制筋
　オトガイ筋

眼窩周囲のシワに関わる筋肉は，主に眼輪筋と皺眉筋です．これらは目尻のシワや眉間の縦ジワの原因となります．眼輪筋は瞼を閉じる筋肉です（図16）．眼輪筋は目尻のシワを作ります．

図16　目尻のシワに関わる筋

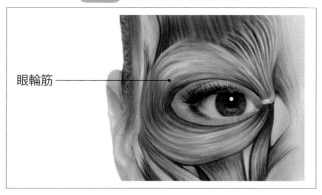

眼輪筋

　眉間のシワの原因となる筋肉は，主に鼻根筋と皺眉筋です．皺眉筋は眉毛を引き下げ，内側に引く筋です（図17）．鼻根筋は眉間の皮膚を引き下げ，眉間に縦ジワをつくります．表情筋の形状や大きさ，厚みは性差や個人差があるので，その人独自の表情を観察して，筋の形状や皮膚との関連を見極めます．その上で，最善な治療法を選びます．

図17　眉間のシワに関わる筋

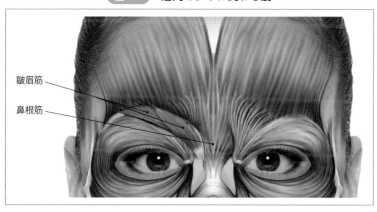

皺眉筋

鼻根筋

4) 顔面の皮膚

　顔面の皮膚は 9 つの領域に分けられます.

　①前頭部，②側頭部，③眼窩部，④鼻部，⑤頬骨部，⑥口周囲および口唇部，⑦頬部，⑧顎部，⑨耳部(図 18)，です. 一般的に目の周り，鼻根部領域は非常に薄く，頬部や顎領域は比較的厚みがあります. そのため，ヒアルロン酸などのフィラーを皮膚の薄い部位へ注入すると，凸凹になりやすいので，浅い部位への注入を避けながら，ゆっくり丁寧に行う必要があります.

図 18　顔面の平均的な皮膚の厚さ

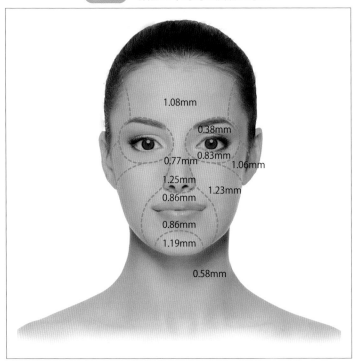

　目もとの上手なエイジング—眼瞼下垂から非手術美容医療，エイジング世代のメイクアップまで—

5) 脂肪組織

顔面の皮下脂肪は，表情筋の上にある浅層脂肪と，表情筋の下にある深層脂肪に分かれ，さらに隔壁（かくへき）によって複数のコンパートメント（区画）に分かれています（図19）．若年者ではこのコンパートメントが密な脂肪で満たされ，その上を皮膚が覆っているため，皮膚にはハリがありシームレスで滑らかです．しかし，加齢とともに脂肪が減少してくると，それぞれのコンパートメントが萎縮し，重力の影響で形状が変わってきます．表面の皮膚は滑らかさを失い凹凸が生じます．凹凸は表情に影を作ることで老け顔を印象づけることになります．

目の周りの皮膚は顔面の中でも最も薄い部位になります．したがって，脂肪変化などの影響を受けやすく，目の下が窪むクマや眼窩脂肪が突出するタルミが容易に生じます．

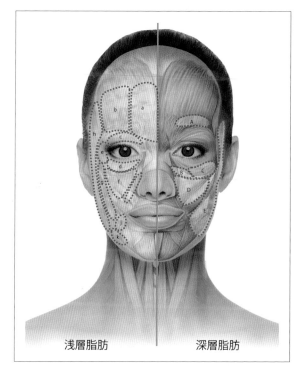

浅層脂肪　　　　　深層脂肪

◀ 図19
浅層脂肪と浅層の筋肉

＜浅層＞
a．Central forehead
b．Middle forehead
c．Superior orbital
d．Inferior orbital
e．Lateral orbital
f．Medial cheek
g．Middle cheek
h．Lateral temporal-cheek
i．Nasolabial
j．Superior jowl
＜深層＞
A．ROOF
B．Medial SOOF
C．Lateral SOOF
D．Deep medial cheek fat
E．Buccal fat

6) 支持靭帯

　顔面の皮下には，骨膜から真皮につながる支持靭帯（retaining liga-ment）と呼ばれる強靭な結合組織の束が複数箇所存在しています（図20）．支持靭帯は動きのある軟部組織を固定する役割を果たしていて，各組織を解剖学的に正常な位置に留めています．

　一方，この靭帯は深いシワとも関係しています．加齢によって筋肉が萎縮してくると，皮膚や脂肪などの軟部組織を支える力が弱くなりたるみます．そうなると，重みを支える支持靭帯の負荷が増し，緊張と弛緩が生じます．支持靭帯が弛緩すると，その間に収められていた脂肪組織がずり落ちたり，またはみ出したりして下垂し，シワやタルミの原因になります．

図20　**支持靭帯**

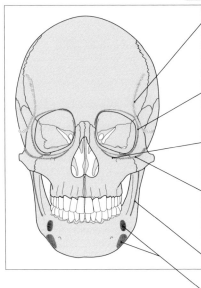

Superior temporal septum, Inferior temporal septum
- 帽状筋膜と骨膜が骨に固定される部位にあるおよそ6 mm の靭帯
- 側頭部の脂肪を上下に分割している

Orbicularis retaining ligament
- 眼窩縁の骨膜を起始に眼輪筋を突き抜けて皮膚に停止する強靭な靭帯

Tear trough ligament
- 眼窩内側部に癒着した明確な靭帯で，上顎眼窩縁の骨膜から始まり，内側角強膜に停止する

Zygomatic cutaneous ligament
- 頬骨弓と頬骨体接合部，大頬骨筋，小頬骨筋，上唇挙筋付近を起始として，その接合部前面で皮膚に停止する円柱状の線維組織

Masseteric cutaneous ligament
- 咬筋前縁の筋膜から起こり，皮膚に停止する

Mandibular cutaneous ligament
- 下顎骨の前1/3から起こり，口角下制筋を貫いて皮膚に停止する

眼窩周辺には，眼輪筋支持靱帯(orbicularis retaining ligament)や頬骨皮膚靱帯(zygomatic cutaneous ligament)などがあります．これらは，眼の周りの軟部組織が重力により下垂して，視野が妨げられることがないよう，目の機能維持のためにあると考えられています(図21)．これらの靱帯により眼窩周辺の脂肪は所定の場所に収めています．しかし，加齢に伴う骨萎縮や眼輪筋の菲薄化によって軟部組織が弛むと，靱帯が脂肪組織を支えることになり，靱帯部分に溝ができその上の脂肪が突出する形となります．

図 21　目周りの靭帯

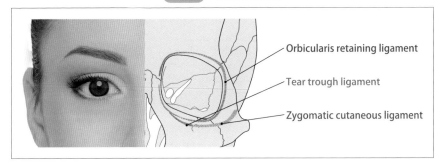

II. 顔面若返り治療における非手術（ノンサージカル）治療の実際

　老化により生じるシワやタルミを，メスを使った手術ではなく，非手術的（ノンサージカル）な方法によって治療する方法です．

　ノンサージカル治療は簡便で治療にかかる時間が短く，また，施術後のダウンタイムも短いという利点があります．これらのことが患者さんから受け入れられ，世界中で増加傾向にあり，現在では顔面若返り治療の主流となっています．日本においても美容医療全体の中で急速に増加傾向にあります（図22）．ノンサージカル治療の考え方は，シンプルです．組織萎縮に対しては，各種ヒアルロン酸でボリュームを補充する．筋肉の拘縮に対してはボツリヌストキシン製剤で筋肉をリラックスさせる．下垂に対しては，特殊な糸（スレッドリフト）で軟部組織を引き上げるかレーザーやRF（Radio Frequency：高周波）等の医療機器を用いて組織を引き締める，

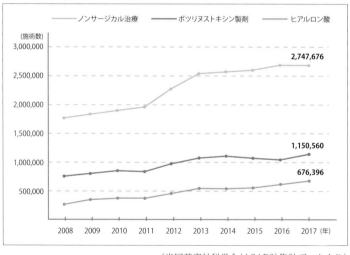

図22　米国ノンサージカル美容治療施術数の推移

（米国美容外科学会（ASAPS）集計データより）

といったことになります.

　ただし，施術が簡単だからといって，安全とは限らず，また，全てに理想的な結果が得られる訳でもありません．顔面若返り治療で理想的な結果を得るには，前述した形態学的な顔面老化の病態を熟知し，効果的で適正な治療法を選択する必要があります．その際，安全で信頼性の高い材料を用い，正確な手技で施術を行うことによって，はじめて美しく自然に見える(ナチュラルルッキング)若返りが安全にできるのです.

　以下，世界的にも増加が著しく，現在，ノンサージカル治療の中心となっているボツリヌストキシン製剤(いわゆるボトックス)注射療法とヒアルロン酸注入療法について述べます．前者は組織拘縮，後者は組織萎縮を対象としたものになります.

Ⅲ. 目もとのシワに対するボツリヌストキシン製剤注射治療の実際

＼＼ Ⅲ. 目もとのシワに対するボツリヌストキシン製剤注射治療の実際
内容をちょっと見！ ／／

　目もとのシワに対するボツリヌストキシン製剤注射治療の適応は，眉間の縦ジワ，目尻のシワ，額の横ジワ，目の下の小ジワです．施術が受けられない方もいますので，禁忌事項の確認が重要です．治療の費用は自費診療ですので施術を受ける医療機関によって変わります．治療に使用する製剤の種類とともに必ず確認をしましょう．過剰な投与や誤った部位への注入により，望ましくない結果(p. 84)が発生する可能性がありますが，多くは時間の経過に伴い軽快します．

　2002 年にアメリカ食品医薬品局(FDA)が，ボツリヌストキシン製剤である米国アラガン社のボトックスビスタ® を，眉間のシワの治療薬として承認しました．それ以降，ボツリヌストキシン製剤治療が「ボトックス」の商品名とともに急速に全世界に普及しました．

　日本では，2009 年 1 月に同ボトックスビスタ® が，美容目的の医薬品として，65 歳未満の成人における眉間のシワ治療に薬事承認されました．その後，2016 年 5 月には目尻の表情ジワに対しても追加適用を取得しています．わが国でも，ボツリヌストキシン製剤を用いたシワ治療件数は，年々増加傾向にあります．

　一般の方の中には，ボツリヌストキシン治療というとボツリヌス菌自体を注射すると勘違いする方もいるかと思います．しかし実際には，菌ではなくボツリヌス菌が産生したたんぱく質である毒素成分を注入します．表情筋などの筋肉が収縮する際，アセチルコリンという物質が運動神経の末

端にある神経筋接合部から放出され，それが筋肉に伝わることで筋肉が収縮します．ボツリヌストキシン製剤は，一時的にこのアセチルコリンの放出をブロックすることで，筋収縮を抑制します．その結果として，筋肉がリラックスして表情ジワを抑制することになります（図23）.

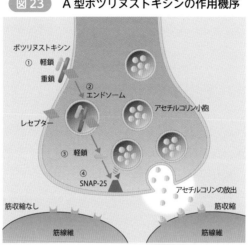

図23　A型ボツリヌストキシンの作用機序

①A型ボツリヌストキシンの重鎖が運動神経終末の受容体に結合する.
②受容体に結合したA型ボツリヌストキシンは，エンドサイトーシスによって内部に取り込まれる.
③エンドソーム内にあるA型ボツリヌストキシンの軽鎖が細胞内へ放出される.
④軽鎖がSNAP-25を切断することでアセチルコリンの放出が抑制され神経筋伝達が遮断される.

　ボツリヌストキシン製剤は，シワに対してだけでなく，咬筋肥大（エラ）や腋窩多汗症に対しても使用されますが，今回は目もとのシワ治療に限って述べることにします.

1. 治療の目的・必要性・有効性

　目の周囲の治療は眉間の縦ジワ，目尻のシワ，額の横シワ，目の下の小ジワなどです．ボツリヌストキシン製剤治療は，表情筋の活動を抑えることによりシワを目立たなくする治療法です．ボツリヌストキシン製剤治療では，注射後すぐに効果が現れるわけではありません．効果は注入後2日あたりから出てきて，2～3週後にピークを迎え，4～5か月間ほど持続します．

2. 治療の対象（適応）

　表情筋の収縮によって生じるシワは，全てボツリヌストキシン製剤治療の対象になります．中でも，平静時にはシワがなく，皮膚のタルミも少ない患者さんがよい適応になります．

　目もとのシワでは，眉間の縦ジワ，目尻のシワ（カラスの足跡），鼻の付け根（鼻根部）のシワ，目の下の小ジワが，ボツリヌストキシン製剤注射治療のよい適応になります．これらの部位は，ボツリヌストキシン製剤で筋肉の動きを抑えても，顔の表情やまぶたの機能に悪影響を及ぼしにくく，安全性の高い領域と言えます．

　（註：額の水平ジワにも効果がありますが，眼瞼下垂のある患者さんには適応がありません．）

目尻のシワの程度は，グレード1〜4の4段階で分類されています（表1）.

グレード1：表情を作った時だけシワができ，静止時に緊張はなく，筋力もそれほど強くない.

グレード2：表情筋の脱力時にもわずかな緊張や拘縮が見られる．平常時には，シワは常に完全に消える．筋力も強い.

グレード3：表情筋の脱力時にも強い緊張を認め，常に底が見えない深さのシワがある．指で伸ばしてもシワは消えない.

グレード4：組織の萎縮が激しく，表情筋自体は強くはないがシワ状態が確認できる．指で伸展するとシワは消える.

表1 目尻のシワのグレード

グレード1	表情を作った時だけシワができ，静止時に緊張はなく，筋力もそれほど強くない
グレード2	表情筋の脱力時にもわずかな緊張や拘縮が見られ，平常時は常にシワは完全に消える．一般に筋力も強い
グレード3	表情筋の脱力時にも強い緊張が認識でき，常に底が見えない深さのシワがある．指で伸ばしてもシワは消えない
グレード4	組織の萎縮が激しく，表情筋自体は強くはないがシワ状態が確認できる

この中でボツリヌストキシン治療のよい適応は，グレード1〜2となります．あまり深いシワや萎縮が激しい部位には適していません．そのため，眉間のシワとりというボツリヌストキシン製剤（ボトックスビスタ®）の厚生労働省の承認に関して65歳未満という前提条件が付いています.

3. 治療の内容と性格および注意事項

　施術にあたり，私たちは患者さんの平常時（表情筋静止時）と表情をつくった時（表情筋緊張時）のシワの状態を診察し，丁寧に評価することで，治療の範囲や投与量を決めます．

　注入する部位に細い針を刺し，製剤を注入します．治療効果はボツリヌストキシン製剤の種類や個人差，注入部位によって異なりますが，6か月に1度くらいのペースで治療を行えば効果が持続します．

4. 治療の禁忌

- 連鎖球菌感染（再発性の咽頭痛，リウマチ熱の既往など）
- 免疫機能異常および免疫抑制剤投与中，妊娠中，授乳婦
- 出血傾向のある方や抗血小板薬，抗凝固薬などの投与中

5. 治療の費用

　シワに対するボツリヌストキシン製剤治療は，自費診療になります．費用はクリニックにより異なりますが，使用する薬剤が厚生労働省から認可された承認薬か未承認薬かによっても異なります．受診する前に価格だけでなく，どんな薬剤を使っているのかも確認しましょう（p. 95，図29参照）．

6. 治療後の経過

　ダウンタイムはありません．治療後すぐに日常生活に戻れます．

7. 治療に伴う危険性と合併症

　過剰な投与や誤った部位への注入により，眼瞼や眉毛・口唇などが下垂してしまい，笑顔の非対称，不自然に固まった表情など，望ましくない結

果が発生します.

1) 痛み, 皮下出血, 血腫

注入操作により起こることがあります.

2) 眉毛下垂・眼瞼下垂

眉間の縦ジワ治療では, 眉毛が下がってしまう眉毛下垂, および眼瞼が下がってしまう眼瞼下垂があります. 眉毛下垂は, 外側ポイントの注入位置が高すぎたため, 前頭筋にボツリヌストキシン製剤が作用してしまった結果生じます. 眼瞼下垂は皺眉筋に対する注入の針が深部に入りすぎることで, 上眼瞼挙筋(図25)に薬剤が作用してしまうことから起こります.

図25 上眼瞼挙筋(目を横から見た断面図)

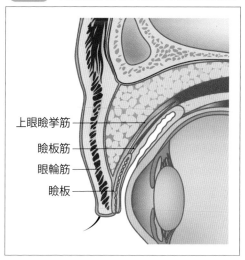

上眼瞼挙筋
瞼板筋
眼輪筋
瞼板

(Kim HJ, et al：Clinical anatomy of the face for filler and botulinum toxin injection. p.67, Springer. 2016. より引用)

8. 偶発症発生時の対応

ボツリヌストキシン製剤による合併症は，期間が過ぎれば改善します．

9. 部位による特性

1) 眉間のシワ

眉間のシワは表情ジワの中でも代表的なシワの１つです．このシワは，心配，苛立ち，怒り，欲求不満，疲労などの否定的な感情を表し，神経質そうな印象を与えます．そのため，多くの患者さんが，このシワの治療を希望することになります．

眉間のシワには，縦ジワと横ジワがあります．シワは表情筋に直交して形成されるので，眉間の縦ジワは皺眉筋，眉間の横ジワは鼻根筋により生じることになります．施術者はシワの形をよく観察し(表2)，原因となる筋肉を見極め，薬剤の投与量と注入部位を決めます．

表2 眉間の表情皺の形態的特徴

型	特徴	型	特徴
Ⅰ型	• 眉間中心に長い縦ジワ • 皺眉筋の内側が相対的に強い	スクランチ型	• 小さい筋腹の塊のようなシワが複数 • 各筋肉に均等に力が入る
Ⅱ型	• 眉間中心に２本の長い縦ジワ • 皺眉筋の内側外側が共に強い	オメガ型	• 眉間の縦ジワに連動して前頭部の横ジワができる • 前頭筋が皺眉筋の動きに連動
		横ジワ型	• 眉間の横ジワが強い • 鼻根筋と皺眉筋の内側が強い

一般的な 5 ポイント注入では，鼻根筋に対しての 1 ポイントと皺眉筋に対しての 4 ポイントが基本となります（図 26）.

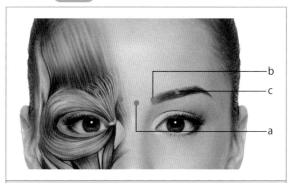

図 26　　眉間のシワの注入ポイント

典型的な眉間シワ治療の注入ポイント
- 中央（a）：鼻根筋に 1 箇所
- 内側 2 ポイント（b）：左右の皺眉筋内側部にそれぞれ 1 箇所ずつ
- 外側 2 ポイント（c）：左右の皺眉筋外側部にそれぞれ 1 箇所ずつ

合計　5 箇所

2) 目尻のシワ（カラスの足跡）

　目尻のシワはボツリヌストキシン製剤治療により，効果の出るシワの 1 つです．若い時は，豊かな皮下組織が顔面表情筋を覆っていますが，徐々に皮下組織の減少によって，目尻の表情シワが目立ちやすくなります．原因となる筋は眼輪筋で非常に浅い位置にあり，瞼を閉じる（閉瞼）作用があります．眼輪筋にボツリヌストキシン製剤を作用させ緩ませると，シワが取れるとともに目も開きます．

　ボツリヌストキシン製剤による目尻のシワ取りは，有害事象の少ない部

位と言えます．平たい眼輪筋に作用させるため，基本として３ポイントの注入を行います．小ジワがその周囲にも広がっている場合には，さらに追加注入します（図27）．

図27　目尻のシワの注入ポイント

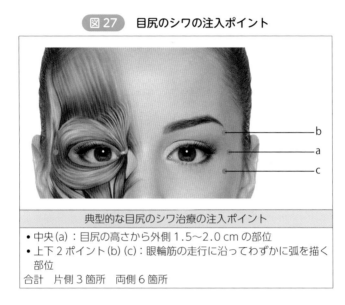

典型的な目尻のシワ治療の注入ポイント
・中央（a）：目尻の高さから外側1.5〜2.0 cm の部位 ・上下2ポイント（b）（c）：眼輪筋の走行に沿ってわずかに弧を描く部位 合計　片側3箇所　両側6箇所

3) 目の下の小ジワ

　目の下の小ジワの中で，軽度な細かいちりめんジワに対してはボツリヌストキシン製剤治療が有効です．しかし，注入量や部位を間違えると，兎眼を生じる場合やかえってシワが目立つ場合があるので要注意です．また，目の下の溝であるテイアトラフやいわゆるインディアンライン（図28）という顔の中にできる溝との関係にも考慮する必要があります．下眼瞼に組織のボリュームロスやタルミがなく，目尻のシワに続く形で下眼瞼の表層に細かいちりめんジワが広がっている場合のみが，ボツリヌストキシン製剤治療の適応と考えます．

目安となる注入部位は，下眼瞼の瞳孔中心線上とそこから 6〜8 mm 外側 2 ポイントの眼輪筋に注入します.

図 28　目の下のシワ（ティアトラフ）

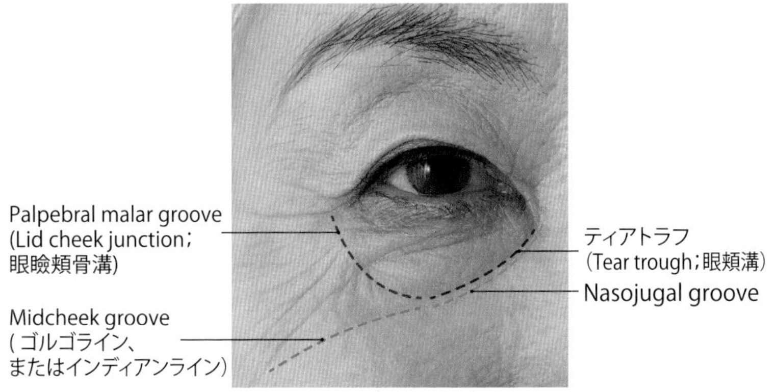

Palpebral malar groove
(Lid cheek junction；
眼瞼頬骨溝)

Midcheek groove
(ゴルゴライン、
またはインディアンライン)

ティアトラフ
（Tear trough；眼頬溝)

Nasojugal groove

IV. 目もとのクマ・シワ・タルミに対するヒアルロン酸注入治療の実際

\\ IV. 目もとのクマ・シワ・タルミに対するヒアルロン酸注入治療の実際
内容をちょっと見！ //

　ヒアルロン酸製材注入の治療対象は上まぶた（上眼瞼）・下まぶた（下眼瞼）のタルミ，目の下のクマ，シワです．施術を受けられない方もいますので，禁忌事項の確認が重要です．治療の費用は自費診療ですので施術を受ける医療機関によって変わります．治療に使用される製剤の種類とともに必ず確認をしましょう．ヒアルロン酸治療における合併症は，内出血や紅斑，疼痛など比較的軽度で一過性，限局的な場合がほとんどですが(p. 96)，ごく稀に重大な合併症を引き起こす場合がありますので，注入後に腫れや強い痛みなどが生じた場合には速やかに医師に相談しましょう．

　ヒアルロン酸は組織の萎縮に対してボリューム修正を行う製材です．ヒアルロン酸は，天然の長鎖多糖類であり，結合組織や滑液，そのほか組織の細胞外マトリックスなど，身体中のあらゆるところに存在します．種や組織の違いによる抗原特異性がないため，アレルギーや免疫反応は発現する可能性が低いと言われています．人体の中でヒアルロン酸が高濃度存在する部位は，真皮，関節，軟骨，眼球などです．

　親水性は，ヒアルロン酸の持つ特性の中で最も重要なものです．ヒアルロン酸1gで6リットルもの水分を吸収するという性質があります．ヒアルロン酸は，組織内の最適な水和，湿潤性，および保湿性の維持などの作用を有し，その製材は整形外科など様々な医療分野で使われています．

　まぶたのタルミやシワと並んで，目もとのクマに悩んでいる人は年代を

目もとの上手なエイジング—眼瞼下垂から非手術美容医療，エイジング世代のメイクアップまで—

問わず多くいます．目の周りの皮膚は顔面の中でも薄く(p.74, 図18)，眼球を守るための脂肪が多いことに加え，目の機能を守る支持靭帯の存在により，眼の周りは陥凹等の変形が表面に現れやすい部位になります．ヒアルロン酸注入治療はこれらに対応するのには有効な手法と言えます．現在では，多様な性質を持ち，しかも安全性の高いヒアルロン酸が種々利用できるようになりました．1人ひとりの目的に合わせて材料や方法を選択することで，自然で良好な結果を得ることが可能となっています．

クマには，①メラニンの沈着による茶褐色のクマ，②静脈血や眼輪筋の透見による青味がかったクマ，および③小ジワやタルミの陰影による黒っぽいクマ，の3つに大別されます．実際にはこれらが混在している場合が多くみられます．

①の色素沈着によるクマの原因は，アトピー性皮膚炎や花粉症等の痒みによる摩擦，ファンデーションやアイシャドウなどの皮膚炎による色素沈着，あるいは後天性真皮メラノサイトーシスや太田母斑などのアザがあります．②は下眼瞼皮膚が薄いため，真皮直下や眼輪筋内のうっ滞した静脈が透けて見えることが原因となります．③は加齢による表皮の細かいシワ，tear trough(眼頰溝)，palpebral malar groove(眼瞼頰骨溝)，baggy eyelid(袋状眼瞼)(p.89, 図28)のタルミの陰影によるクマです．

シワ・タルミによる目の下のクマに関しては，ヒアルロン酸注入治療の適応と効果を予測するために，表3で示す簡易評価検査を行います．皮膚の緩みの程度，目を細めた時の表情への影響，ティアトラフ付着部の範囲と程度，治療後の外観シミュレーションの4つの評価項目に対して6種の検査（表3）を行い，治療方針を決定します（井上詠子：【クマ治療】ヒアルロン酸注入によるクマの治療．BEAUTY．20：68，2020.）．

表3　簡易評価検査

評価項目	検査項目
皮膚の緩みの程度	・うつむく ・下眼瞼の皮膚を指でつまむ
表情時の影響	・微笑む ・目を細める
ティアトラフ付着部の範囲と程度の可視化	・ティアトラフ部の皮膚を内側に寄せる
治療後の外観シュミレーション	・クマの凹みの下を押し上げる

ヒアルロン酸治療の適応と効果を予測するために4項目についての評価目的で6つの検査を行う[7)8)]
（井上詠子：【クマ治療】ヒアルロン酸注入によるクマの治療．BEAUTY．20：68，2020.）

目の下のちりめんジワは，スナップテストをすることで，程度を判断します．スナップテストは，目の下の皮膚を指で軽くつまんで，その後元に戻るまでの時間で皮膚の状態を診断します．元に戻るまでの時間が長ければ長いほど重度ということになります．

クマの治療には，内服薬や塗布薬，レーザーやHIFU（ハイフ）など機器を用いた治療，外科的治療，およびヒアルロン酸などによる注入治療があります．実際には，それらを組み合わせた治療が必要な場合もあります．ここではヒアルロン酸を用いたクマやシワ・タルミの治療について説明します．

ヒアルロン酸による治療は，皮膚の弛緩がなく軽度から中等度の凹みが

ある 30 代〜40 代が最適です．中等度から重度のタルミがあり，目の下の眼窩部の脂肪が大きく突出している方や皮膚弛緩が強い方は，単独のヒアルロン酸治療では限界があります．ただし，最近のヒアルロン酸製材の発展は目覚ましく，硬さや持続性などの性質の異なる製材が販売されています．それらを使い分けることにより，今までは難しかった症例でもヒアルロン酸注入治療が可能な場合があります．

1. 治療の目的・必要性・有効性

安定化させたヒアルロン酸のゲルを，注射器を用いて必要な部位に注入します．加齢に伴うボリューム不足を補うことやシワの下に直接注入することで，シワやタルミを改善させることが目的です．

2. 治療の対象（適応）

目の下のクマ，シワ，タルミを治療の対象とします．皮膚弛緩が軽度で中等度までの凹みがよい適応になります．

3. 治療の内容と性格および注意事項

注入する部位に細い針を刺し製材を注入します．治療効果はヒアルロン酸の種類や個人差，注入部位により異なります．持続期間には幅があり，およそ 6 か月間の製材から 2 年程度持続する製材まで様々です．ヒアルロン酸は，分解酵素（ヒアルロニダーゼ）による分解が可能です．

4. 治療の禁忌

- 連鎖球菌性疾患（再発性の咽頭痛，リウマチ熱の既往）
- 免疫機能異常および免疫抑制剤投与中
- 妊娠中，授乳中
- 出血傾向のある方や抗血小板薬，抗凝固薬などの投与中

註：局所麻酔(リドカイン)を含む製材は，リドカインアレルギーおよび心刺激伝導障害，重篤な肝障害，ポルフィリン症の方には使用できません.

5. 治療後の注意事項

治療後は，注入した部位をマッサージしないで下さい.

処置後 24 時間は，激しい運動，日光や高温への長時間の曝露，飲酒は避けて下さい.

6. 治療の費用

ヒアルロン酸注入治療は，自費診療になります．費用はクリニックにより異なりますが，使用する薬剤が厚生労働省から認可された承認薬か未承認薬かによっても異なります．受診する前に価格だけでなく，どんな製材を使っているのかを確認しましょう(図 29).

7. 治療後の経過

術後すぐには，注入した部位をマッサージしたり強く押したりすると，腫れたり，ヒアルロン酸が移動してしまうことがあります.

ダウンタイムはほとんどありません．翌日腫れたりすることも稀なため，日常への負担はほとんどなく，すぐに日常生活に戻ることが可能です.

図 29　厚生労働省　美容医療を受ける前に確認するチェックシート

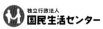

美容医療を受ける前にもう一度

きちんと説明を受け理解したか、美容医療を受ける前に**再チェック**。説明を受けていなければ、医師に聞いてみましょう。

Check 1 使用する薬などがどのようなものか、自分でも説明できますか？

＊美容目的の自由診療で用いる薬や材料、機器などは、法律（医薬品医療機器等法）で承認などがされていない場合があります。そのため、あなたに使用される医薬品や医療機器等がどのようなものなのか、その安全性と有効性について**自分でも説明できるくらいまで、医師の説明をしっかりと聞いて理解しましょう。**

Check 2 効果だけでなく、リスクや副作用などについても知り、納得しましたか？

＊施術の効果だけでなく、施術に伴うリスク（副作用、合併症・後遺症の有無、発症確率、術中の痛みや苦痛など）についても説明を聞いて理解し、万が一のリスクを受け入れられるまで「**効果とリスクのバランス**」について納得できていますか。

＊また、**当初期待したとおりの効果がない場合もあることを理解しておきましょう。**

＊国内で承認されている医薬品の副作用で万が一健康被害があったとき、公的な救済制度（医薬品副作用被害救済制度）がありますが、原則として決められた用法・用量等に従って使用されていない場合は救済対象になりません。

Check 3 ほかの方法や選択肢の説明も受け、自分で選択しましたか？

＊ほかの施術方法が存在する場合には、それぞれの効果・リスク・費用・保険適用の有無などを比較したほかの選択肢についても、**理解できるまで説明を聞き、あなた自身で選択しましょう。医師の勧める施術方法が唯一の方法とは限りません。**

Check 4 その美容医療は「今すぐ」必要？　最後にもう一度、確認しましょう。

＊美容目的の施術は、多くの場合緊急性がありません。「今契約すれば安くなる」などの勧誘に十分気を付けましょう。**契約に関わるトラブルが多く報告されています。今すぐ必要ですか？** もう一度、あなた自身の気持ちを確認してください。

4つの ✓ は入りましたか？

▶ 4つ全てにチェックが入らなかった場合や、ほかに心配なことがある場合、希望していない施術を勧められた場合などは、改めて医師から十分な説明を受けた上で、もう一度、よく考えてから施術を受けるか決めましょう。

▶ もしも美容医療の施術を受けてトラブルが起こってしまった場合、迷わず、すぐに相談できるよう、裏面の「相談窓口」を確認しておきましょう。

8. 治療に伴う危険性と合併症

1) 痛み，皮下出血，血腫

注入操作により起きることがあります．

2) 腫脹（しゅちょう），発赤（ほっせき），浮腫（ふしゅ）

注入後数日間は，注入部位が軽度腫れたり赤くなることがあります．また，ヒアルロン酸が水分を含み，膨らむこともあります．

3) 感染

施術は適正な清潔操作の下に行いますが，稀に感染を起こす場合があります．

4) アレルギー反応

稀にアレルギー反応を起こす場合があります．

5) 血流障害

製剤が血管を閉塞（へいそく）して，皮膚や周囲組織の血流障害をきたすことがあります．皮膚壊死になった場合は，治癒に時間がかかり傷跡（瘢痕（はんこん））になる可能性があります．

6) 視力障害

ごく稀に失明の報告があります．疑う場合には，早急な緊急処置が必要になります．異常を感じた場合には，迅速に施術を受けた医療機関に連絡をして下さい．

ヒアルロン酸治療における合併症は，内出血や紅斑（こうはん），疼痛など比較的軽度で一過性，限局的な場合がほとんどです．また，ヒアルロン酸はアレルギーの出にくい製材ですが，アレルギー反応を起こす場合も稀にあります．術後，浮腫やかゆみが強い場合には医師に相談してください．また，アナフィラキシーや蕁麻疹（じんましん）などのアレルギー症状の有無は事前に術者に十分伝えてください．ヒアルロン酸注入において報告されている最も重篤な

合併症は血管塞栓による皮膚の壊死や失明です．失明は，網膜の血管がヒアルロン酸により閉塞されるために生じますが，このような事態は，ヒアルロン酸を主要な血管の中に注入してしまわない限り発生しません．ですので，このような合併症を引き起こすことは殆どありませんが，注入後，腫れや強い痛みなどが生じた場合には速やかに医師に相談しましょう．

9. 偶発症発生時の対応

偶発症が生じた場合には，最善の処置を行います．

10. 部位による特性

1) 上まぶた（上眼瞼）のタルミ

加齢に伴う側頭部や前頭部の骨や筋肉の萎縮が原因で，上眼瞼皮膚が垂れ下がってくることがあります．このような場合には，窪んでしまったこめかみの部分にヒアルロン酸を骨膜上〜皮下深部に注入することで，上眼瞼皮膚の下垂を改善することができます（図30）．

図30 こめかみ部の注入ポイント

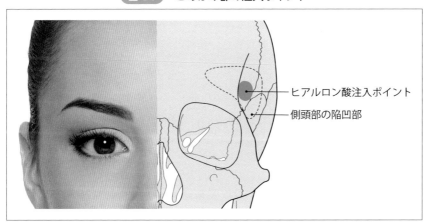

ヒアルロン酸注入ポイント

側頭部の陥凹部

タルミの治療には，こめかみの他，眼輪筋の支持補強目的で，眼窩上部のちょうど眉毛下にあたる部位に注入することもあります（図31）．

図 31　眼窩上部の注入ポイント

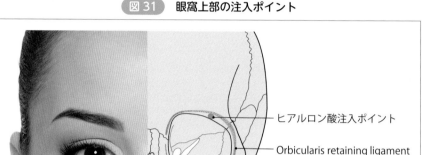

ヒアルロン酸注入ポイント

Orbicularis retaining ligament

2）下まぶた（下眼瞼）のタルミ

ヒアルロン酸治療は目の下の凹みや溝の改善を目的としたものです．色調に対する効果はありません．軽度なちりめんジワは，ボツリヌストキシン製剤のよい適応となります．また，皮膚のタルミやボツリヌストキシン製剤では治療できない深いシワや溝に対しても治療が可能です．脂肪量が多い場合や皮膚のタルミが重度な場合には，ヒアルロン酸ではなく外科手術が適応となる場合があります．

下眼瞼の溝に対しては，眼窩の下縁の骨膜上にヒアルロン酸を注入して，萎縮した骨を充填することで，改善を図ります．

眼瞼周囲の深層脂肪が萎縮すると痩せこけた印象になります．一方，浅層脂肪が萎縮すると脂肪の塊ごとの境界線が皮膚のシワとして表層から目立つようになります（岩城佳津美：【22 の症例でみる注入治療】ヒアルロン酸：深部

注入．BEAUTY．14：15, 2019．）．症状に合わせて，対象となる脂肪コンパートメントに注入することで，ふっくらと若々しい滑らかな輪郭の回復を図ります．

　支持靭帯は加齢により伸びやタルミが生じると，目の下のタルミや目尻のシワを作る原因となります．支持靭帯のタルミを修復する目的で，支持靭帯付着部位に下から上へと注入します．そうすることでタルミの挙上効果が得られます（図32）．

図32　目の下のクマに対する注入ポイント

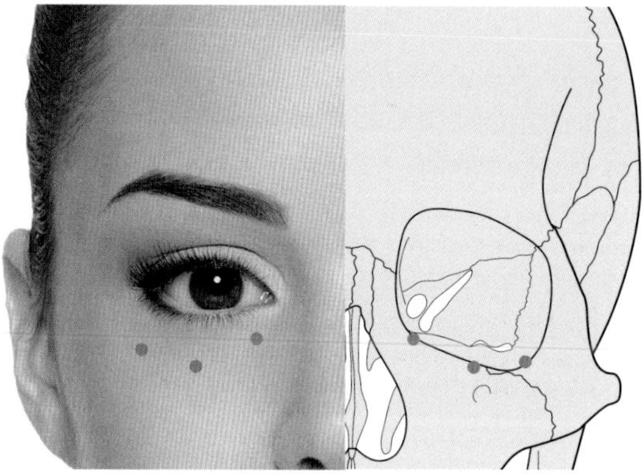

● ヒアルロン酸注入ポイント

<症　例>

図33　ヒアルロン酸施術症例

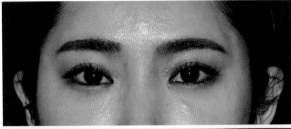

◀施術前

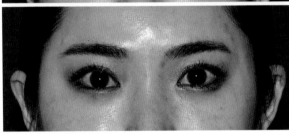

◀施術後
(額・眉間・こめかみ
に施術)

図34　ヒアルロン酸とボツリヌストキシン製剤施術症例

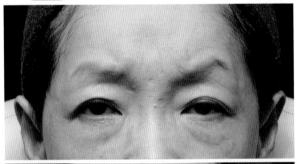

◀施術前

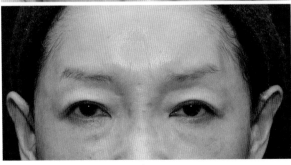

◀施術後
(ヒアルロン酸:こめかみ
ボツリヌストキシン:
眉間・目尻にそれぞれ施
術)

参考文献

- 古山登隆編：解剖から学ぶヒアルロン酸注入療法．メディカルレビュー，2020．
- 古山登隆ほか：【美容皮膚科 治療戦略】ボトックス治療．MB Derma．158：87-96，2009．
- 古山登隆ほか：【ここが知りたい！ 顔面の Rejuvenation―患者さんからの希望を中心に―】C．下眼瞼 目尻から下眼瞼外側：時に頬部までかかるしわに対するボツリヌストキシン注射療法のコツ．PEPARS．75：34-41，2013．
- 古山登隆ほか：【ボツリヌストキシンによる美容治療 実践講座】ボツリヌストキシンとフィラーのコンビネーションによる顔面のリジュビネーション．PEPARS．116：50-57，2016．
- 古山登隆：【美容医療の安全管理とトラブルシューティング】Ⅰ．各種治療の安全管理とトラブルシューティング ヒアルロン酸注入．PEPARS．147：52-62，2019．
- 古山登隆：【ボツリヌストキシンはこう使う！―ボツリヌストキシン治療を中心としたコンビネーション治療のコツ―】ボツリヌストキシンによる美容治療 総論．PEPARS．170：1-10，2021．

目指したいのは，「なんだかきれいになったね」と言われる仕上がり

　エイジングサインを目立たなくするために美容医療を選択しても，多くの方の胸中は複雑です．よく聞くのは「効果は欲しい．でも顔が激変してバレるのは嫌」という声です．顔立ちを変えるために美容外科手術を受ける例と違うのは，「顔立ちは変えず，時を何年か戻したような状態にしたい」という希望．そしてそこに，医師の技術による "自然な美しさ" がプラスされた仕上がりなら満足度はさらに高まるでしょう．この "バレずに自然に美しく" という結果が好まれるのは日本の特徴で，それを「無理難題」とぼやく医師もいますが，難題を叶えるために繊細な技術やセンスが磨かれていったように思います．今の技術なら，シワもたるみもまったくないような "マイナス20 歳" レベルの仕上がりは可能でしょう．けれど周囲からは「不自然，やり過ぎ」という評価付きでバレそうです．特に目もとはちょっとした変化でも気づかれやすい部分ですから，目尻を上げ過ぎないとか，笑った時にかすかに浅いシワが出るなど，大人世代ならではの年齢感を少し残すのが自然な印象のポイントです．もちろん，「できるだけ若く」と望む方もいますから，カウンセリングで本音を医師が引き出す・患者が伝えることは重要です．

　さて，医師の中には「年齢感を残して良いのか？」と不安に思う方もいらっしゃるかもしれませんが，そこはメイクで対応ができるのです．"何年か前に戻ったような，今より若い目もと" にメイクをして友人・知人に会うと，「なんだかきれいになった」とか「痩せた？」などと言われるでしょう．そこで，治療を内緒にしたい人は「スキンケアの効果かな」とか「メイクを変えたの」と言えるのです．メイクはコンプレックスのカバーにとどまらず，目もとの印象をさまざまに変えることができる "生涯の美容ツール" です．美容医療を受けたことでメイクがより楽しくなった，という方も少なくありません．エイジングが現れている目もとの治療は，メイクをする余白を残すような，素顔っぽい仕上がりが好まれるのです．

（海野由利子）

美容医療を受ける男性は，もはや珍しくはありません

　治療に使う機器や薬剤，治療法が進化し続けている美容医療ですが，利用する層も変わってきています．20 年ほど前の美容医療黎明期は，シミ，ホクロ，肌のくすみやざらつき，ムダ毛の脱毛など，そのころの一般皮膚科では対応できなかった美容的な悩みを解決できると話題になり，20 代以上の幅広い世代の，主に女性に受け入れられました．その後，注入治療や照射治療の選択肢が増えてシワやたるみの改善が可能になると，エイジングサインの治療を希望する 40 代〜の女性の受診が増加．そのころから男性の相談も増えていきました．たとえば，くっきりと深く刻まれた眉間のシワ，目の下のたるみ，濃くて大きなシミ．これらは長年かかって現れるもので，昔は「威厳」や「ベテラン・長老感」などの印象が持たれました．けれど近年は「厳しい表情で近寄りがたい」とか「機嫌が悪そう」「怖い」というネガティブなイメージを持たれやすく，コミュニケーションにも影響しています．世の中も変化したわけです．こうありたい，という「仕事の顔」「社会の顔」の感覚が変わってきているので，「不機嫌で威圧的な人」だと誤解を受けがちな眉間のシワや下まぶたのたるみなどを目立たなくする治療が 50 代〜の男性にも広まってきています．

　では現在，エイジングサインがそれほど現れていない 20〜30 代の男性はというと，美容クリニックやメンズメイクに抵抗のない人が半数以上というデータがあります．彼らは仕事でもプライベートでも「清潔感のある肌＝色ムラのないなめらかな肌」を重視する傾向があります．高校生くらいからスキンケアを行い，スマホ写真は肌をきれいに修正するのがあたり前．ニオイや手脚のムダ毛にも気を配っています．社会人になると寝不足によるクマやくすみは「疲れて見えるから」とメンズコスメでカバー．さらにコロナ禍でオンライン会議が増え，画面を通して自分の肌と他人の肌を比較することで美容医療の門をたたく人が増加，というのが令和 3 年の状況です．美容クリニックの利用についてもジェンダーレスが進んでいるのは間違いありません．

（海野由利子）

治療を続けるなら，無理のない予算を組むことが大切

　手術で眼瞼下垂や下まぶたのたるみを治療して満足できる結果が得られても，老化そのものを止めることはできません．注入治療でもヒアルロン酸はゆっくり分解・吸収されていきますし，ボツリヌストキシン製剤（いわゆるボトックス注射）も 4〜6 か月後には効果が弱まります．もちろん，時が一旦巻き戻されて若い見た目になっていますし，浦島太郎のようにある日急に老けることはありませんが，効果が弱まった時や老化の進行を感じた時にどうするか？も考えておきましょう．

　「美容医療を始めたら，やめられない？」と不安に思う人もいますが，そうではありません．何度も言いますが，どうするかは自分が決めることです．病気の治療ではないので，クリニック側から「半年後にまた受診してください」と指示されることもまずありません．「1 回の治療で気が済んだから，もう続けない」という選択もあるのです．けれど，ボツリヌストキシン製剤やヒアルロン酸，照射治療で「自分が気分よくいられる」と感じ，治療を継続したいと思ったら，再診して希望を医師に相談すると良いでしょう．その際は，無理のない「予算・費用計画」を考えることが重要です．

　美容医療は自由診療なので料金はクリニックが自由に設定できます．とはいえ相場というか標準的な料金はあって，クリニックの HP をいくつか見るとわかるでしょう．使用する薬剤や器具の価格，使用機器のランニングコスト，医師，スタッフの人件費や技術料，新しい治療法を導入する際にかかる費用・時間．そして家賃など毎月の固定費も勘案されて料金が決められます．が，通っている患者さんが効果を実感できて，あまり無理せずに支払える額であることは重視されるようです．標準よりあまりにも低価格な場合は，薬剤や医療器具の質や機器のメンテナンスが適正でない例もあると聞きます．安さを重視しすぎず，自分にとって無理のない予算を立て，治療したい優先順位を考えましょう．カウンセリングの際は治療費のほかに麻酔費や塗り薬，飲み薬，化粧品の料金が加わるかどうかも確認を．美容クリニックを"かかりつけ"にするなら，予算に合わせた治療プランの作成が大切です．

（海野由利子）

美容医療は「最後の手段」ではなく，むしろ「早めの相談」を

　「美容医療を利用するのは，スキンケアやエステではどうにもならなくなった時，歳をとった時の最後の手段」と考える方もいます．考えやポリシーは人それぞれで，受診はいつでもできますが，エイジングが進行してからだと「治療の選択肢が少なくなる」のだと複数の医師から聞きました．

　たとえば，皮膚が薄くなって弾力が低下すると，ヒアルロン酸注入だけではたるみが改善しにくいので，皮下に糸を入れるスレッドリフトや手術がふさわしくなるとか，治療前後の見た目の変化が大きくなるので周囲に気づかれやすい，などなど．美容医療は，むしろエイジングの兆しが現れたころに早めの相談をするとメリットが大きい医療です．軽い治療でも気になる症状の改善と進行の予防ができるので治療の選択肢が多いですし，将来のエイジングに対応する治療について，情報収集や検討をじっくり行えます．

　美容医療は一刻を争うような治療ではありませんが，医師やクリニックによって得意な治療が異なり医師の出身科もさまざまなので，どこを受診するかは結果に影響するとても重要な問題．自分の希望に沿った治療を受けるためにも，皮膚，皮下の構造を知り，解剖学や老化のプロセスを熟知し，治療経験を積んだ医師のリサーチも，早めに行うことをおすすめします．

　加齢，老化で起こる変化に対応する治療の「アンチエイジング」は，欧米では医学用語です．老化を否定しているのではなく，老化による機能低下をほったらかしにしない，という意味合いがあり，歳を重ねても自分が心地よくいるための医療です．いま，目もとのエイジングを感じている世代が若いころ，まだ存在していなかった美容医療．20 年前なら諦めるしかなかったことを医療の技術で改善，解決が可能になってきています．そしてスキンケアやメイクの商品も大きく進歩して，自分らしく心地よい日々を過ごすためのサポートをしてくれます．新しい医療，美容を取り入れることで，気になっていたことが減り，近未来をより良く変えることができるかもしれません．個人的には，「きっと，そうなる」と思っています．

（海野由利子）

大人の顔立ち変化に合わせたメイク法があります

◆「自分」をメイクで表現できる

　人に与える印象は顔型や，パーツの形や配置によって異なるという研究が資生堂で行われています．外見の印象と内面の性質が合致していれば，周囲から自分の人柄を誤解されにくいと言えるでしょう．

　けれど，たとえば外見と内面の印象が違っていたら？　「しっかりしている人，と思われてるけど，私はそうじゃない」と感じている人は，サポートや気遣いが欲しいのに「あなたなら大丈夫よね」と言われがちではありませんか？　逆に，「慎重でしっかりしているのに，なぜか一人前に見られない，何をしても不安視される」という人もいることでしょう．

　自分が周囲に理解されにくいとか，誤解されやすいのは，見た目の印象と内面に「ズレ」があるからかもしれません．まして，エイジングサインが現れてくると，さらに顔立ちの印象は変化します．肌のハリが低下してまぶたがたるみ，目が細く小さく見えたり，長年の表情グセで眉間に縦ジワができたり，不安げな下がり眉になったりしてくるものです．

　そんな変化が現れ始めている大人にこそ，メイクの力を利用していただきたい．「内面が現れる本来の自分」「なりたい自分」，「こう見られたい自分」，というイメージに近づける手助けになります．「ともかく若く見せる」ということとは違う，印象を自分のアイデンティティに近づけるための，メイクによるアプローチのしかたがあります．

◆まずは自己観察．そして，なぜそう見えるかを自己分析

　まず大切なのは，自分の顔が加齢でどこがどう変化したかを知ること．どんな印象に見せたいか？　どうメイクするのが良いのか？　は，今の自分の顔を理解してからです．

　正面顔だけでなく，斜め，横など違う角度でみると変化がわかりやすいので三面鏡での観察がおすすめです．また，スマホで様々な角度で自撮りしたり，動画を撮ることも"気づき"が得られます．嬉しくない発見もあるでしょうが，それは自分を良く表現するメイクに必ずつながります．

エイジングで大きく変わるのは顔の"凹凸.たとえば上まぶたがくぼんできた人は,疲れた印象に見えがちです.そこで,くぼみによる"影"が目立たないようにメイクでまぶたを明るくします.アイシャドウは,その名のとおり目もとに"影を作る"ものですが,大人のメイクでは凹凸の補正にも活躍します.明るくすることでくぼみを和らげて元気で柔和な印象にすることもできるのです.

　顔立ちは人それぞれで,エイジングによる変化は個々に違いますから,大人のメイクはひとりひとり違うのがあたり前です.若い時に覚えた「メイクの基本」を,大人バージョンにアップデートさせて,なりたい印象に近づけるメイクを探しましょう.年齢を重ねた顔の変化や効果的なメイクの研究も進んでいますから,"大人のメイクアップ法"はこれからもずっと使える自己表現のツールとなるでしょう.

（海野由利子）

1．元気な目もとのメイクアップ
資生堂のヘアメイクが伝える美の基準とメイクアップ効果

2．ダウンタイム期間のメイクアップ
術後の腫れや内出血を目立たなくするカバー方法

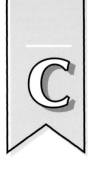

1. 元気な目もとのメイクアップ
資生堂のヘアメイクが伝える美の基準とメイクアップ効果

砂川　恵子

　資生堂は1996年に「すべての世代の人びとのサクセスフル エイジング（＝美しく，健やかに年を重ねる）に貢献していく」ことを企業活動の軸とすると宣言し，四半世紀たった今も提唱し続けています.

　私は，資生堂に40名ほど所属しているヘアメイクアップアーティストの1人です. ブランド商品の色づくりや美容法の研究，店頭に立つビューティーコンサルタントの技術指導，広告モデル（タレント）のヘアメイク，ファッションブランドのショーメイクなど，活動は様々です. メイクアップを施す場面では，必ずテーマやニーズがあります. 広告では表現すべきイメージ，店頭のお客さま向けにはお好みやお悩みに応じるなど，同じモデルやお客さまに対しても，メイクアップの方法を変えるのです. いずれにしても，その人の魅力を引き出し，より素敵に演出するメイクアップが求められます.

　似合うメイクアップは決してひとつではありません. その人の顔立ちの特徴をどう活かし，どう表現するかによって，魅力の幅は広がっていきます. 美しさの答えは魅力的な個性であり，その表現は"ひとつじゃない"のです.

　まずは，顔立ちの個性についてお話しします.

Ⅰ. 美しさとは自分らしさ 顔立ちの持つイメージ

ヘアメイク活動や研究にも携わり，同年代や素敵な先輩方に触れている

と，様々な人生経験で培ったそれぞれの魅力を実感するばかりです．これは，性格など内面的な話だけではなく，それも感じさせる年齢を重ねたゆえの，顔立ちの個性であり魅力なのです．

　では，顔立ちにみる個性とは具体的には何を指すのでしょう．

　どなたか1人，お好きな顔を思い浮かべてください．家族でも有名人でも構いません．思いつかなければ，ご自身でも結構です．その「顔立ち」の特徴はどういったものでしょうか．例えば，目が大きいとか，まつ毛が長いとか，鼻が高いとか丸いとか，面長か丸顔かなど，パーツの形に注目する人もいるでしょう．また，「優しそう」「可愛い」など全体から受ける印象やご自身の好みもあるでしょう．資生堂では，パーツは形だけでなく，配置も重要であると考えます．そして，その人らしい魅力を構成する要素です．

　図1はコンピューターグラフィックスのモーフィング技術によって作成した画像です．この顔の特徴を説明しろと言われたらどうでしょう．60代なりの年齢感はあるものの，それ以外にイメージはつけづらく，なかなか難しいのではないでしょうか．平均化すると特徴は薄れます．しかし，この顔に嫌悪感を覚える人はあまりいないのではないでしょうか．「平均顔」は，古来，美人のバランスとされていた顔のパーツ配置とほぼ同じであることもわかりました．また，年代別や人種別にみても，「平均顔」はバランス美人の傾向にあります．そして，この平均との差として認識する顔立ちの特徴が，個々の印象（イメージ）として感じられるのです．

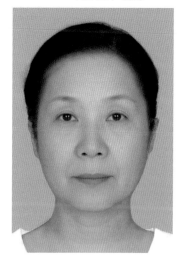

図1　モーフィング画像
（60代平均顔）

　つまり，私たちは「平均顔」を「0（ゼロ）」とする，顔の特徴や印象を

図2　顔立ちの印象要素，イメージ

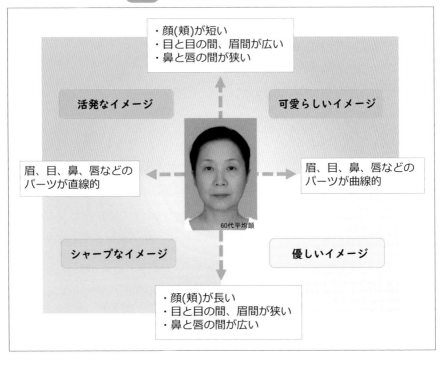

・顔(頬)が短い
・目と目の間、眉間が広い
・鼻と唇の間が狭い

活発なイメージ

可愛らしいイメージ

眉、目、鼻、唇などの
パーツが直線的

眉、目、鼻、唇などの
パーツが曲線的

60代平均顔

シャープなイメージ

優しいイメージ

・顔(頬)が長い
・目と目の間、眉間が狭い
・鼻と唇の間が広い

測る「ものさし」を感覚的に持っていることになります．

　図2は顔立ちの代表的なイメージと印象を捉える際の要素を記しています．大きく2つの軸で考えます．顔の「長さ・バランス」の感じ方と「パーツの形」です．それぞれから印象的な要素を感じ取って，総合的なイメージとして認識しています．

　顔の長さとは，縦に見た長短のことですが，額の生え際から顎先までの長さだけではなく，目の下からの「頬の長短」や，「目と目の間・眉間の広さ」，「鼻と唇の距離」も要因の1つになります．顔が短いというのは子供バランスで活動的にも見え，長いと大人バランスで落ち着いたイメージの

方向です．パーツの形とは眉，目，鼻，唇，顎が「曲線的」であるか，「直線的」であるかです．曲線要素が強いと女性的で，直線要素は男性的な方向です．

　要素の方向性が揃っていてイメージがわかりやすい人もいますが，逆方向の要素が混在する場合も多く，最終的には，印象の強い部分で判断しているのです．図2はイメージ4つ（可愛らしい/優しい/シャープ/活発）で示していますが，必ずタイプが分かれるわけでもなく複数のイメージを持っていることもあり，それも個人の魅力です．

　例えば，目頭や目尻がシュッとした切れ長な目もとで，唇はふっくらと丸みのある人の場合は，直線と曲線両方の要素を持っています．そして，大人っぽく感じるのであれば（頬が長い，あるいは目と目の間が狭い），シャープさと優しいイメージを合わせ持つというわけです．また，可愛らしさとシャープさのように，逆のイメージ要素が混在する人も少なくありません．

　直線的要素から感じるイメージには，活発やシャープ以外にもクール，知的などがあり，曲線的要素からは可愛らしい，優しい以外にキュート，セクシー，華やか，などもあります．

　貴方の顔立ちは人からどんなイメージで見られやすいでしょうか．図2の中央にご自身の顔を置いてみてください．仮に顔に長さを感じるとします．パーツが直線的であればシャープで，知的なイメージ要素もお持ちです．もしくはパーツの多くに丸みを感じるのであれば，優しいだけでなく，華やかな要素もあるのです．

　顔立ちの印象は，どの部分が最も目立つのか，あるいは目立たせるのかで決まります．

II. 加齢による形状変化

　ここから加齢による顔の形状変化についてお話します．顔立ちのイメージと同様に，目もとに限らず顔全体を客観的に見てみましょう．

図3　年代別モーフィング画像

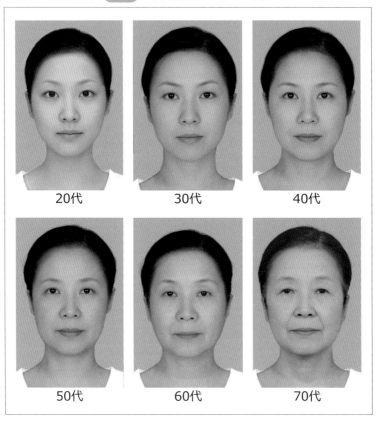

| 20代 | 30代 | 40代 |
| 50代 | 60代 | 70代 |

　図3は，各年代別に合成加工した平均顔を並べたものです．年齢が高くなるにつれ，加齢による変化が見て取れます．（※画像の肌色・髪は，比較に含みません）

年齢とともに顔の肉づきが痩せて下降し，骨格感が浮き立つことで目まわりやこめかみ，頬の下に影が現れます．また，眉の毛量が減少し白髪もまじるなどまばらで薄くなり，眉尻が下がります．まぶたのくぼみやたるみによって目尻が下がり，まつ毛の量や太さ，長さも減少します．唇は輪郭がぼやけ，薄くしぼみ扁平になります．また，50代あたりから頬の下側のたるみが見えます．顔の重心が下がり，顔の外側に向け下降線が増えていきます．これらの形状変化の要因は，筋肉や皮膚の衰えによるものです．しかし，柔らかそうな皮膚や肉づき感，角度の穏やかな目もとなどは，優しさやゆとり，落ち着きや品の良さといった，経験豊かな年長者ならではの魅力を感じさせる要素でもあります．

　また，平均顔で形状変化の特徴を見ましたが数年単位での変化というと，これに限りません．体重の増加により目もとや頬がふっくらすることもあります．表情の癖や筋肉の使い方の違いでも顔立ちは変わります．年齢を重ねた形状変化の表れ方は人によって異なります．様々な要因で個性が強まり，その人らしい顔になっていくのです．

　数年前，自分の娘と同じような若さを目指す友達母子(おやこ)やその若さを体現している美魔女が注目されたこともありました．近年は，カジュアルファッションの流行とともにメイクアップもナチュラルで，自分らしいことが時代の気分にマッチしています．

　2020年の意識調査では，他人からの見た目年齢の希望をマイナス5歳・マイナス10歳と答えた人が多い結果となっています※．50代前半であれば40代に，60代前半であれば50代にということですが，20〜30代ならともかく，現代のこの年代の人にとっては無理のない範囲と言えるでしょう．

※2020年(8月29日〜30日)資生堂調べ　WEB調査，40〜69歳女性　1,500名

Ⅲ. 目もとバランスの「ものさし」とメイクアップのポイント

　顔立ちが持つイメージと加齢による形状変化についてお話しいたしました．顔の構成要素やイメージを客観的に知ることが出来たら，次は活かし方を考えましょう．

　この章では，自分らしさを魅力的に演出するため目もとバランスの「ものさし」とメイクアップのポイントについてお伝えします．

　目もととは構成要素が多く，少しの違いで印象が大きく変わるパーツです．それ故に悩みも多くなりやすいですが，コツをつかめば，容易に印象を変え，自身で調整することも難しくありません．

図4 眉のバランス目安

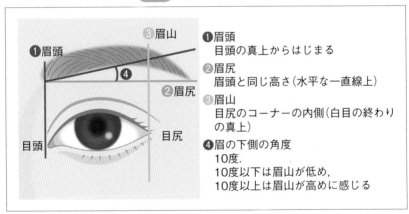

❶眉頭
目頭の真上からはじまる

❷眉尻
眉頭と同じ高さ（水平な一直線上）

❸眉山
目尻のコーナーの内側（白目の終わりの真上）

❹眉の下側の角度
10度.
10度以下は眉山が低め，
10度以上は眉山が高めに感じる

　図4は眉のバランスの目安です．眉頭は目頭の真上で，眉山（目尻側の白目の終わりの真上あたり）へ徐々に高くなり，眉尻は眉頭と同じ高さあたりです．眉の角度は，眉頭から眉山へ向かう眉の下側を見ます．眉頭の高さの水平線から10度を基準とし，このバランスが「ものさしの0（ゼロ）」になります．角度10度以下は眉山を低めに感じ，優しく温和な印象

を受け，角度 10 度以上では眉山を高めに感じ，意志の強さや華やかな印象を与えます.

　加齢により角度は穏やかになり眉尻が下がりやすくなります.　下がり眉が目立つと寂しく，覇気のない印象を与えます.　その場合には，角度をつけたり眉尻を高めに描くことが効果的ですが，やりすぎると厳しい表情に見えたり，顔の長さを感じさせて老けて見える原因になってしまいます.無理に上がり眉を描くのではなく，「ものさしの 0（ゼロ）」に少しだけ近づけるように調整します.　個性の魅力が活かされ自然に仕上がります.

　また，眉の形には流行があり，時代によって変化してきました.　1960〜70 年代と 90 年代には細い眉が流行しました.　当時，毛抜きを使い細く整えた人も多いでしょう.　80 年代では太い眉がおしゃれとされ，2000 年代に入ってからは，自然な太さの眉が続いています.　メイクアップを覚えたころの流行りが細眉だった場合，当時と同じ描き方を続けていると，時代遅れで古臭く，結果的に老けて見えることもあります.　流行は無視できないのではないでしょうか.　自身の眉が細く，太めにしたい場合は，眉の下側に太さを与えるように描くと良いでしょう.

　顔立ちの印象要素の中で，目と目の間や眉間についても触れましたが，目安となるバランスは，目と目の間に，目がひとつ入る幅です（図 5）.　幅が狭いと顔が長く感じる要素になります.　この距離感は単純な数値的距離だけではありません.　まぶたが痩せてできた目頭側のくぼみや，鼻筋の高さや太さの凹凸が目立つと狭く感じます.　また，目頭の角が鈍く丸みのある目の場合は，実際の距離よりも幅があるように感じます.　メイクアップ

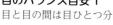

図 5

目のバランス目安 1
目と目の間は目ひとつ分

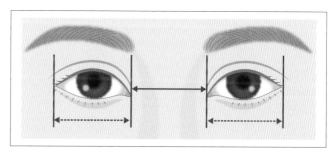

では，ファンデーションやコンシーラー，アイシャドウの色によって凹凸を，アイラインの描き方で目頭の印象を調整できます．

　まぶたは皮膚がたるむと広くなりますが，たるみ方による目の形は均一ではありません．目の縦横比はおよそ１：３です．目尻側のたるみが強ければ，主に横幅が小さくなり目の形は丸みを帯びますが，全体にたるみが強まると目は細くなります．そのことで，直線的な印象になることもあります．

　また，目の角度も眉と同様に 10 度が目安ですが，目もとの印象は目尻のシワや影までを含みます（図 6）．笑った時に出来る目尻のシワはポジティブな表情をつくりますが目を下げて見せるのも事実．メイクアップする時は目立たせないようにするのもおすすめです．

図6　目のバランス目安2

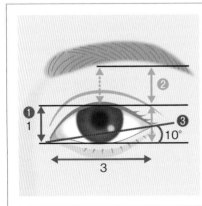

❶縦：横＝１：約３
❷目の縦幅：まぶたの幅（広さ）
　＝１：１
❸目頭と目尻の角度＝約10度

エイジング悩みを攻略するメイクアップのポイントは３つ

①くぼみやくすみを弱め，明るくふっくらとした肌へ導く

②ぼやけて下がりやすいパーツのフレームに線を補い，スッキリとした印象を与える

③健康的な血色感

　血色感は口紅やチークカラーで補えますので，目もとでは①と②がポイントになります．

　まぶたのくぼみやくすみにはファンデーションやコンシーラー，明るいアイシャドウが効果的です．影になる部分に明るい色を使うと色の膨張（前進）効果により平面的に感じ，肌がふっくらと明るい印象になります．目もとのフレームをスッキリさせるには，アイシャドウやアイラインを使います．色の収縮（後退）効果により，たるんだまぶたを引き締めます．特に，目尻の扱いが重要です．無理のない角度調整で下降印象を弱めます．そして，さらに与えるメイクボリュームによってイメージの表現を楽しむことができます．

　マスカラも効果的です．印象的なまつ毛は上向きの矢印になり，目の開きを大きく感じさせます．ただし，まつ毛がまばらな場合は無理に使わなくて良いでしょう．

　エイジング悩みを攻略しつつパーツの形を活かす，あるいは，別のイメージ方向へ調整，変化させることで，自分の魅力を容易に演出できるのがメイクアップの楽しいところです．顔の長さやパーツの形は，ちょっとしたコツで違う印象を演出できます．

　この後の章は，具体的な写真で解説します．

Ⅳ. 事例別解説

目もと事例1："ぼんやり"を"くっきり"に

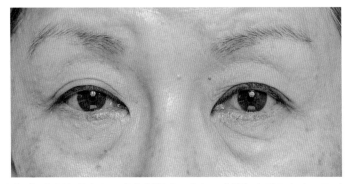

薄くまばらな眉と目もとの印象が弱く，寂しい表情にも見えます．アイブロウで眉のムラや形を整え，アイシャドウとマスカラで目のフレームを印象づけて，生き生きとした印象を演出しましょう．

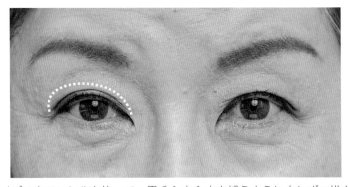

アイブロウペンシルを使って，眉毛1本1本を補うように少しずつ描きます．眉の下側に幅を出し，自然な太さに描きましょう．アイシャドウは目を開けた状態でも見えるところまでぼかします．マスカラは中央にたっぷり上向きにつければ目を丸く大きく見せますし，目尻側にたっぷり，斜め上向きにつければ切れ長の印象になります．今回は，マスカラをまつ毛の根元から丁寧に塗布してライン効果を出し，くっきりとした印象を高めました．

目もと事例2：“けわしさ”を“やさしく”

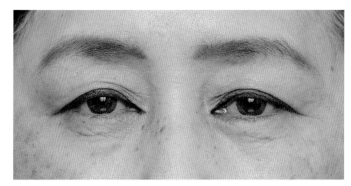

Before

一本調子のアイブロウと長すぎるアイライナーが, 眉間・目と目の間を狭め, 求心的でけわしい印象に見せています. さらに, メイクアップで眉尻・目尻を下げてしまっています. 眉間を広げ目尻側のメイク効果で優しい印象へ導きます.

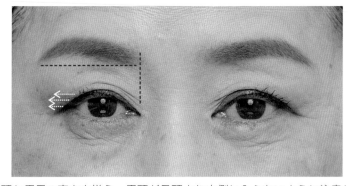

After

眉頭と眉尻の高さを揃え, 眉頭が目頭より内側に入らないように注意します. 明るめのアイシャドウでまぶたの凹みの影を弱め, 濃い目のアイシャドウで目の際と目尻を引き締めます. 目尻は角度をつけずに外側へぼかしましょう. アイラインは目頭から黒目の上あたりまでは出来るだけ細く描き, 目尻側を太く描くと効果的です.

目もと事例3：目尻のまぶたのタルミをスッキリと

　目尻のたるみが気になる場合，アイライナーは目尻のポイント使いがおすすめですが，アイラインを描き終わる目尻側の「エンドポイント」をどこに定めるかに悩む方が多いようです．まぶたが下がってきた大人のアイラインは「ライン＝線」ではなく，太く濃く，影を描くと考えましょう．アイシャドウとの重ね技で自然な深みを与えて，すっきりとした印象に見せます．

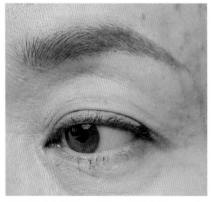

目を開けた状態で目尻の位置を決めます．
目の下側のフレームラインをガイドに，
下まぶたの延長線と上まぶたが交差する
ところに，目を開けた状態でアイライン
で印をつけます．
（ここより下げてしまうと，より「垂れ目」
に見えてしまい，エイジングを強調して
しまうのでご注意を！）

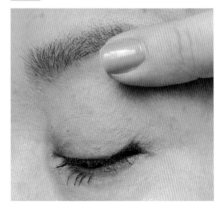

まぶたを引き上げて確認すると，印は目
の際よりも高くなることがわかります．
※高さは，たるみの状態で変わります．

Before

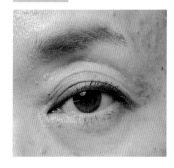

After

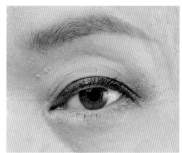

3

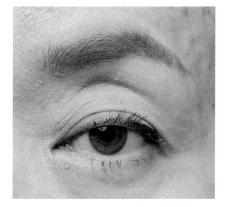

4

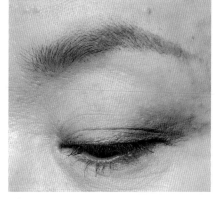

はじめにつけた印から，黒目の外側のまつ毛の生え際までをつなぎます．目尻側の隙間は埋めて太さを出します．

目を開けた時に，エンドポイントに効果を感じるように描いたら，軽くぼかしてなじませます．この事例では3〜4 mm幅程度．

目尻のたるみの内側から影をつけることでリフトアップされた印象になります．

ダークカラーのアイシャドウを重ねてなじませます．ラインからのグラデーションがとても自然な影になります．

※皮膚のたるみで，メイクアップも隠れてしまいがち．目を開けて，メイクが見えているか？を時々確認することも大切なポイントです．

まぶたのメイクをする際に使用する道具の1例を紹介します.

＜アイライナー＞

　まぶたが下がってきて目の印象が弱くなる大人には，アイラインの使用がおすすめです．濃く太くくっきりとしたラインを描くのではなく，まつ毛の際に細く入れるのが基本．目もとの印象がはっきりします.

　アイラインを描いても，下がっているまぶたに隠れてしまう場合は，目を開けた時に，アイラインが見えるくらいまで少しずつ描き足して太くしていきます．そのためにも柔らかい芯を選ぶと良いでしょう.

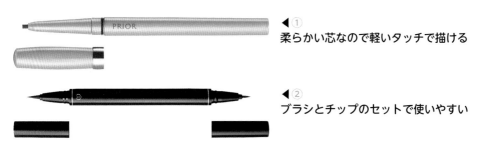

◀① 柔らかい芯なので軽いタッチで描ける

◀② ブラシとチップのセットで使いやすい

① 大人のまぶたはハリが低下しているので，軽いタッチで描ける柔らかい芯のものをおすすめします．片方の手でまぶたを軽く持ち上げると描きやすくなります.
プリオール　美リフトアイライナー
色：ブラウン，ブラック，参考小売価格※1,980円(税込)/資生堂

② くっきりとしたラインを描きながら，まつ毛の隙間を埋めることができます.
クレ・ド・ポー ボーテ　ライナーリキッドアンタンス
色：1(ブラック)，2(ブラウン)，参考小売価格※5,500円(税込)/クレ・ド・ポー ボーテ

＜さらにきれいに仕上がる！＞　目もと用コンシーラー

　まぶたがくすんだり，くぼんだりして，大人のまぶたは影っぽい印象になりがちです．くすみと影を飛ばして明るさを加えるのが目もと用のコンシーラー．上まぶたはもちろん，下まぶたの目尻側にも．下まぶたの目尻は，まぶたが下がってくることで影になりやすいので，鏡で確認してつけましょう.

＜アイシャドウ＞

　ソフトなつや感のアイシャドウは目もとを軽やかに見せますが，大きなラメや面で強く光るようなものは悪目立ちしやすく，大人メイクではおすすめしません．

　自分に似合う，好きだと思うアイシャドウを長く愛用される方もいらっしゃいますが，エイジングが現れると目もとの立体感は変わるので，今の目もとを魅力的に仕上げられるアイシャドウを新調することをおすすめします．目安として，購入して5年以上経つアイシャドウは見直して更新を！

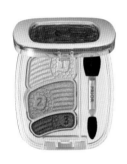

◀① くすみがちなまぶたを明るく

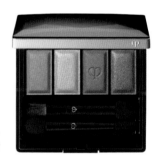

ほどよいパールで大人メイク ②▶

① くすみがちな大人のまぶたを明るく仕上げる色と質感のコーラルがおすすめ．
　　プリオール　美リフトアイカラー
　　色：ピンク，コーラル，参考小売価格※3,025円（税込）/資生堂

② セミマットのブラウン系は目尻のまぶたをスッキリ見せる際にもおすすめの色味です．
　　（p.124～125 使用色：303）
　　クレ・ド・ポー ボーテ　オンブルクルールクアドリ n
　　色：11色展開，参考小売価格※レフィル5,500円（税込），アイシャドウ専用ケース2,750円（税込）/クレ・ド・ポー ボーテ

細かい部分に少しずつつけやすい筆ペンタイプです．影感を消したい部分につけたら，伸ばし広げずにトントンと押さえてなじませます．メイクアップのノリや持ちを良くします．

クレ・ド・ポー ボーテ　コレクチュールエクラプールレジュー
色：ライトオークル，ナチュラルオークル，ピンクオークル，モカ，参考小売価格※：6,600円（税込）/クレ・ド・ポー ボーテ

※店舗によって異なる場合があります

イメージ変化の事例 1

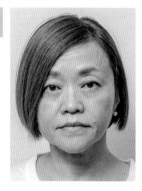

Before

<素顔の印象要素>

目もとがやや求心的

<パーツ>

眉，目，口が直線的

After 1

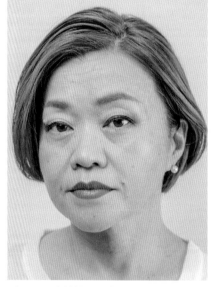

After 2

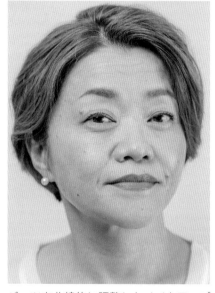

パーツの直線的な印象を活かしたメイクアップです．太めでストレート気味の眉と目尻のシャドウ効果が，目もとの立体感をポジティブに印象づけます．知的でシャープ，キャリアを感じさせる仕上がりです．

パーツを曲線的に調整したメイクアップです．ベースメイクや明るいカラーのアイシャドウでまぶたの影を弱め，ソフトなアイシャドウと上向きのまつ毛で丸みを出しています．明るく曲線的なアイメイクで柔らかさがプラスされ，フレッシュでフェミニンな印象です．

イメージ変化の事例 2

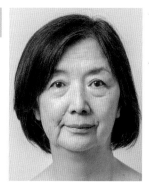

Before

＜素顔の印象要素＞
　頬にやや長さを感じる
＜パーツ＞
　目は丸く，眉は直線的

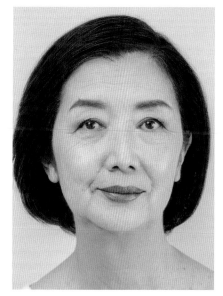

After 1

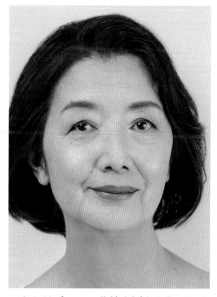

After 2

ストレートな眉を活かし，直線的に調整したメイクアップです．
眉の角度をなだらかに描き，まぶたの広さを整えます．下がり気味の目尻は無理に引き上げず，アイシャドウで外側へ水平に広げます．目尻側にアイラインも仕込み，凛としてシャープな印象です．

こちらはパーツの曲線を活かしたメイクアップです．
眉を穏やかなアーチに整え，ソフトカラーのアイシャドウをまぶたの高さ1/3までぼかします．まぶたの影は明るいアイシャドウでふっくらと仕上げ，優しくフェミニンな印象です．

Ⅴ． エイジング世代の眉の描き方

1.「ハの字」に下がる眉の上手な描き方

　たるみに伴い「ハの字」に下がる眉の調整です．眉尻や眉山の調整で印象は大きく変わります．

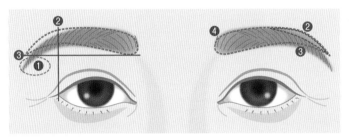

図16

①まず，眉頭の位置を確認し，眉頭の高さよりも下に生えている毛は，アイブロウシザーズでカットしたり，毛抜きで整えます．

②目尻の上あたりを目安に，実際の眉山よりも外側が高くなるように，アイブロウペンシルで描き足します．1本1本補うように少しずつ色をのせます．

③眉尻は眉頭よりも低くならないように外側へ太さを与えて描きます．（眉尻が下がると下垂が強調され，寂しい印象になることも）

④最後に，眉頭を眉山側からつなげるように描くとバランスが取りやすくなります．

＊眉頭から描きはじめると眉頭が濃くなりやすく，けわしい印象を与えやすいので注意しましょう．

＊ブラウン，ソフトブラウン，グレーなど，髪の色に近い色を選びましょう．眉だけが黒すぎてキツく見えたり，薄くてぼんやりした印象になることもあります．髪を明るく染めている場合は髪色よりやや暗い色がおすすめです．

2. 下がり目の角度を調整するメイクのコツ

　目尻の皮膚が下がったまぶたは，広めにアイシャドウを使用します．無理に角度を上げずに，「下がりを目立たせない」ことを目指します．

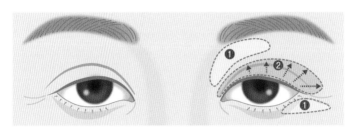

図17

①アイメイクの前に，ベースメイクで上まぶたや目尻の影を丁寧に整えます．ファンデーションだけでなく，目もと用コンシーラーなどを使用すると効果的です．
②アイシャドウは二重線の外側，または，まぶたの高さの1/3まで広げます．目尻は水平方向に外側へ広くぼかしましょう．濃い色が二重線の内側だけに留まると，かえって目尻の下がりを強調する場合もあります．

眉を描く時に使用する道具の1例を紹介します

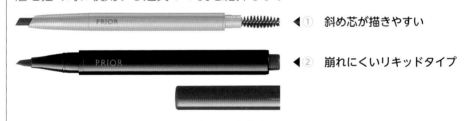

◀① **斜め芯が描きやすい**

◀② **崩れにくいリキッドタイプ**

① 細い線も全体の色づけも描きやすい「なぎなた状の芯」で，まばらな眉を美しく補整.
プリオール　美リフトアイブロー
色：ソフトブラウン，ブラウン，グレー，参考小売価格※専用ホルダー1,320円（税込），カートリッジ
1,100円（税込）/資生堂

② 肌あたりのよい柔らかいブラシで，斜めカットの筆先はアウトラインや眉尻など細い線も描きやすい．リキッドタイプで水分や皮脂にも崩れにくく，薄くまばらな眉や眉毛のない部分にも描けます．アイブロウパウダーが乗らない部分には特におすすめです.
プリオール　美眉ペン
色：グレーブラウン，ライトブラウン，参考小売価格※1,980円（税込）/資生堂

※店舗によって異なる場合があります

最新の「自分の見た目」に関する調査でわかる，令和の女性心理

　「若い」ということが褒め言葉でもある日本で，大人の女性を対象にした意識調査が資生堂によって行われました．〈自分の見た目に関する意識〉というテーマで 40〜69 歳の女性 1,500 名が WEB で回答．発表は 2020 年 10 月ですから最新の調査と言えます．40 代〜60 代を前半・後半に分けた 6 グループの，4 つの質問についての回答をご紹介しましょう．

1. あなたの見た目は何歳くらいだと思いますか？
　40 代前半　「実年齢〜年上」51.6%　「実年齢−5 歳以上」48.4%
　40 代後半　「実年齢〜年上」36.6%　「実年齢−5 歳以上」59.6%
　50 代前半　「実年齢〜年上」48.4%　「実年齢−5 歳以上」51.6%
　50 代後半　「実年齢〜年上」38.0%　「実年齢−5 歳以上」62.0%
　60 代前半　「実年齢〜年上」38.0%　「実年齢−5 歳以上」62.0%
　60 代後半　「実年齢〜年上」32.0%　「実年齢−5 歳以上」68.0%

　50 代前半のグループを除き，年齢を重ねるほど，自分は実年齢より 5 歳以上若いと思う割合が増える傾向がありました．

2. あなたは何歳くらいに見られたいと思いますか？　（回答の 1 位，2 位）
　40 代前半　「実年齢−5 歳」　40.4%　「実年齢−10 歳」34.0%
　40 代後半　「実年齢−10 歳」41.6%　「実年齢−5 歳」　31.6%
　50 代前半　「実年齢−10 歳」37.2%　「実年齢−5 歳」　29.2%
　50 代後半　「実年齢−5 歳」　32.8%　「実年齢−10 歳」29.6%
　60 代前半　「実年齢−10 歳」41.2%　「実年齢−5 歳」　30.0%
　60 代後半　「実年齢−5 歳」　38.8%　「実年齢−10 歳」30.8%

　どの世代でも「−5〜10 歳に見られたい」人が 60〜70% 超を占めていました．ちなみに，「実年齢どおりに見られたい」人は世代によって違い 12.0%（60 代後半グループ）〜22.8%（50 代前半グループ）でした．

3. 実年齢よりも若く見られるために行っていることは何ですか？

（上位回答4つ）

    1. 姿勢に気をつける　　40.6%
    2. 化粧をする　　　　　36.9%
    3. スキンケアをする　　35.8%
    4. おしゃれをする　　　31.6%

この後「睡眠」「規則正しい生活」という回答が続きます.

4. 「シニア」と聞くと，何歳くらいを想像しますか？　（上位回答3つ）

60代前半　30.9%

60代後半　24.8%

50代後半　13.6%

※60代前半〜80代後半以上という回答を合計すると68.0%

これまでは50代以上を指すことが多かった言葉ですが，半数以上が60代以上と回答. また，70代以上と回答した人も12.3%いて，「シニア」でイメージする年齢が変化してきていることがわかります.

　この意識調査に応じた40〜69歳女性1,500名の半数を超える人が，「自分の見た目は実年齢より若い」と回答しています. このことから，「何歳に見られたいか」という問いに「マイナス10歳」と回答するのは決して不自然でも無謀でもないことがわかります. 実年齢より5〜10歳若くありたいと考えている令和を生きる女性たちの願いに，メイクや美容医療は何を提案していくのか, 何が支持されるのか, 今後も様々な角度から注視されていくでしょう.

※調査資料/資生堂ジャパン　（株）ビューティーインスティテュート

（海野由利子）

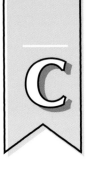

2. ダウンタイム期間の メイクアップ
術後の腫れや内出血を目立たなくするカバー方法

青木　和香恵

I.　はじめに

　資生堂は，創業以来化粧の研究に関してハード・ソフトの両面から蓄積してきた研究成果を活用し，お一人おひとりのお客様の美の実現をお手伝いし，心まで豊かになっていただくことを目指してきました.

　活動のはじまりは1956年．当時日本では戦禍によってやけどを負った方が多くいました．肌や外見上に深いお悩みをお持ちの方の心の苦しみを少しでも和らげたいと考え，1956年に「資生堂 スポッツカバー」を発売（図1）.

　その後，1995年より光の技術を応用して，赤アザや傷跡，やけど跡などのお悩みを自然にカバーできる専用商品「パーフェクトカバー ファンデーション」を発売し，2017年には様々な肌悩みに1品で対応すること

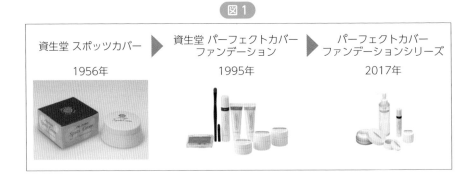

図 1

資生堂 スポッツカバー	資生堂 パーフェクトカバー ファンデーション	パーフェクトカバー ファンデーションシリーズ
1956年	1995年	2017年

のできる「パーフェクトカバー ファンデーション MV」を発売するなど,肌悩みをお持ちの方が毎日を自分らしく過ごせるように「カバーメイクアップによる QOL(クオリティー・オブ・ライフ：生活の質)の向上」に取り組んでいます(図2).

図2 　対応する主な肌悩み

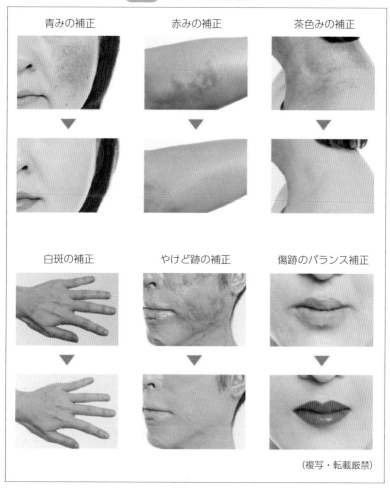

青みの補正　　　赤みの補正　　　茶色みの補正

白斑の補正　　　やけど跡の補正　　　傷跡のバランス補正

(複写・転載厳禁)

図3 **資生堂 ライフクオリティー ビューティーセンター(カウンセリングルーム)**

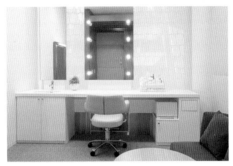

　また, 外見のお悩みによる, 心理的な負担が高い方を対象に, メイクアップ方法をアドバイスする専門施設, 資生堂 ライフクオリティー ビューティーセンターを 2006 年に開設(図 3).

　現在では, アジアでも資生堂 ライフクオリティー メイクアップ活動※を展開するなど, 海外にも活動を広げています.

　本項ではこれまで蓄積してきたカバーメイクアップテクニックをもとに, 術後のダウンタイムに生じる腫れや内出血を目立たなくするカバー方法を解説します.

※資生堂 ライフクオリティー メイクアップ活動とは, 資生堂を代表する社会貢献活動のひとつ.
外見のお悩みによる精神的な負担が大きく, 肌に深いお悩みをお持ちの方に, お一人おひとりに合ったトータルメイクの提案・商品開発のほか, 外見のお悩みに応える様々なサポート活動を行っている.

資生堂 ライフクオリティー メイクアップサイト➡

https://corp.shiseido.com/slqm/jp/
パーフェクトカバー ファンデーションの基本的な使い方や, 症状に合わせたカバー方法を動画でご案内.

Ⅱ. 部分用ファンデーションを使用した内出血の カバー方法

　術後，お悩み部分のカバーを行う時は，化粧品の使用について事前に主治医とよく相談してから使用するようにしましょう．内出血した部分のカバーには，一般的にコンシーラーと呼ばれる部分用ファンデーションを使用します．コンシーラーの使用順序は，顔全体に使用するファンデーションのタイプによって手順が変わります（図4）．

図4　コンシーラー（部分用ファンデーション）の使用順序

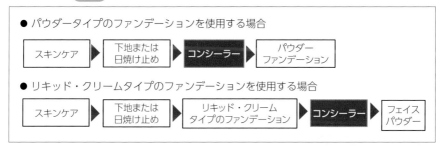

- パウダータイプのファンデーションを使用する場合

スキンケア ▶ 下地または日焼け止め ▶ コンシーラー ▶ パウダーファンデーション

- リキッド・クリームタイプのファンデーションを使用する場合

スキンケア ▶ 下地または日焼け止め ▶ リキッド・クリームタイプのファンデーション ▶ コンシーラー ▶ フェイスパウダー

　コンシーラーには，スティックタイプ，チップタイプ，筆ペンタイプなどがあり（図5），お悩み部分を目立たないようにする場合は，カバー力に優れたスティックタイプがおすすめです（図6）．色を選ぶ時は，お悩み部分とまわりの肌の色との中間の色を選び，白っぽく浮かないようにしましょう．

図5　コンシーラーの種類

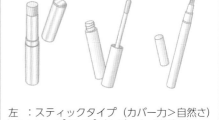

左　：スティックタイプ（カバー力>自然さ）
中心：チップタイプ（カバー力<自然さ）
右　：筆ペンタイプ（カバー力<自然さ）

図6　スティックタイプのコンシーラーの使用方法

コンシーラーを塗布します

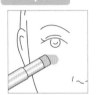

2~3mm繰り出し，カバーしたい部分に
直接つけます．

カバーテクニック

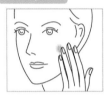

指先，またはアイシャドウ
用のアイカラーチップで軽
くたたくようになじませま
す．

Tips

軽くたたくようになじませるのが
ポイント．カバー力を保つため，
広げすぎ，なじませすぎに注意し
ます．

ーぼかし部分
ーカバーしたい部分

＜カバーに便利な化粧用具＞

資生堂アイカラーチップ・太&細（ミニサイズ）223
参考小売価格＊ 330円（税込）
＊店舗によって異なる場合があります．

　術後は，個人差はありますが，内出血した部分が一時的に赤紫色のよう
になります．そのような場合，スティックタイプのコンシーラーでも，な
かなか隠し切れないというお悩みの方には，アザや傷跡をカバーするため
のカバー専用のファンデーションを使いましょう．カバーする時は，コン
シーラーと同様に，軽くたたくようになじませるのがポイントです．また
カバー力を保つために，広げすぎ，なじませすぎに注意します．

図7　パーフェクトカバー ファンデーション(資生堂)

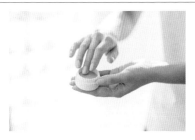
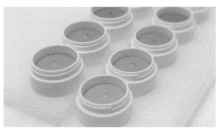

※商品情報は2020年10月時点となります．
最新情報はこちらをご確認ください．→

　カバーしながらも自然な仕上がりや，化粧持ちの良さを求める方には，
「パーフェクトカバー ファンデーション」(資生堂)がおすすめです(図7)．
パーフェクトカバー ファンデーションは，あらゆる色の悩み(赤み，青み，
茶色み，濃いシミ，がん治療による強いくすみやくま)などや，肌の凹凸
(ニキビ跡，傷跡，やけど跡)まで自然にカバーします．内出血した部分は，
時間を経て赤・紫→青み→茶色み→黄みへと色が徐々に変化し，薄くなっ
ていきます．お悩み部分の色の濃さや範囲に応じて使用量やカバーテク
ニックを使い分けます(図8)．カバーした後は，フェイスパウダーを使用
すると仕上がりが長続きします．ファンデーションをカバーした部分か
ら，軽くおさえるようにパフでつけます．顔全体に，均一にすべらせるよ
うになじませたら，目，口のまわりや，小鼻のわきなどの細かい部分はパ
フを折り，ていねいになじませます．肌の表面がサラサラの状態になるま
でなじませるのが化粧持ちを良くするポイントです．
　お悩み部分の色が薄くなってきた場合は，必要に応じてカバー専用の
ファンデーションから，ナチュラルな仕上がりのコンシーラーに切り替え

図8 パーフェクトカバー ファンデーション 使用方法

Point ❶

カバーをするまわりの肌色に
合わせた色調を選びます.

この部分が
目安

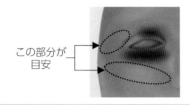

Point ❷

指でやさしく円を描くように
とります.

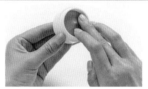

Tips

範囲や濃さ,凹凸の深さに
応じて量を調節します.

Point ❸

カバーをする部分の使用量の目安
(目の下,目頭をカバーする場合)

指先で円3回分

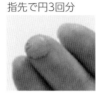 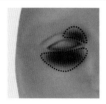

Point ❹　カバーテクニック　目まわりのカバー方法

Step 1　悩みの**カバー**

 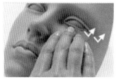

指先を使い,軽くたたくようにカバー
します.特にカバーしたいところは
何度もたたかないようにしましょう.

Step 2　境目を**ぼかす**

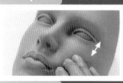

指先で軽くたたくようになじませます.

Step 3　必要に応じて**重ね付け**

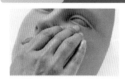

ファンデーションがやや乾いて
から指先に適量とり,軽く置く
ように重ねづけします.

ましょう．また，普段から自分の肌の状態をよく知っておくことが大切です．毎日，スキンケアを行う際には，鏡を見ながら肌状態をチェックしましょう．もし何か肌に変化を感じる場合は，化粧品の使用を控え，なるべく早めに主治医に相談することも大切です．

Ⅲ． カバー後のメイク落とし・洗顔について

　カバー力のあるファンデーションを使用して1日を過ごした後は，毛穴に残ったメイク汚れをきちんとていねいに落とすことが大切です．メイク落としには，ローションタイプ，クリームタイプ，ジェルタイプ，オイルタイプなど様々な種類がありますが，落ちにくいファンデーションを落す場合は，素早く肌へなじみ，洗浄力のあるオイルタイプを選びましょう．また，オイルタイプの商品にはそれぞれ特長があります．使用した時の使い心地や，洗い流した後の肌のなめらかさを感じるような自分の肌に合ったものを選びましょう．高い洗浄力がありながらも，肌への優しい使い心地を両立した「パーフェクトカバー　オイルクレンジング」(資生堂)は，化粧持ちの良いファンデーションに素早くなじみながら，洗い流し後もなめらかでつっぱらないのでおすすめです．また，ウォータープルーフタイプのマスカラまでしっかり落とします．

まず，メイクを落とす前に，摩擦で肌を傷めないように，使用量を確認します．使用量が少ないと，肌をこすってしまう原因にもなりかねません．適量をきちんと守り，肌に負担をかけずに落とします．特に，落ちにくいファンデーションでカバーを行っている目まわりは，クレンジングオイルをファンデーションに溶け込ませるようなイメージで指のはらを使っていねいになじませましょう．すみずみまでクレンジングとファンデーションがよくなじんだら，水かぬるま湯で洗い流します（図9）．

図9 カバー後のメイクの落とし方

Step 1
使用量を確認し，手のひらに適量を取り，顔全体に広げます．

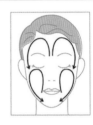

Step 2
面積の広い両ほおからはじめ，中心から外側に向かってらせんを描くように肌全体になじませます．

Step 3
特に，落ちにくいファンデーションを使用している目まわりは，クレンジングオイルをファンデーションに溶け込ませるようなイメージで指のはらで優しくていねいになじませます．

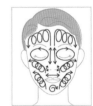

Step 4
小鼻の脇などの細かい部分は，指先でていねいに行います．
（よくなじむまで，数回繰り返します．）

アイメイクが可能になった場合には，まず，目もとを落としてから，顔全体のメイクを落す手順で行います．術後のまぶたは特にデリケートです．落ちにくいアイライナーを落す時は，ポイントメイク専用のクレンジングを使用するようにしましょう．まぶたをこすらないように，細心の注

意を払いていねいに落とします．またマスカラをつける場合は，まつ毛の根元をなるべく避けるように塗布したり，あらかじめお湯で落とせるタイプのマスカラを選ぶなど，落とす時の肌への負担を最小限に抑えることが大切です（図10）．

図10　ポイントメイクの落とし方

マスカラの落とし方

Step 1
専用リムーバーを，コットンに10円硬貨大ほど取ります．

Step 2
コットンを指にはさみ，まぶたの上に数秒おき，マスカラとなじませます．
　①まぶたの上から下に向かってコットンをずらします．
　②目頭から目尻に向かって，コットンをずらし優しく拭き取ります．

Step 3
コットンをまつ毛に数秒おき，マスカラとなじませた後，まつ毛の根元から毛先に向かって，優しく拭き取ります．
（マスカラが落ちるまで繰り返します．）

アイラインの落とし方

Step 1
コットンを4つ折りにします．

Step 2
片方の手でまぶたを軽く引き上げ，コットンの角でアイラインを優しくていねいに拭き取ります．

　クレンジングの後，洗顔を行います．洗顔料は，泡立ちのよさと洗い上がりのうるおいを感じる保湿力に優れたタイプがおすすめです．たっぷりの泡で，優しく肌の上を転がすように洗い，メイク汚れが残りがちな小鼻のまわりは指先でていねいに洗いましょう．水かぬるま湯で十分すすいだ後は，タオルで軽くおさえ，優しく水気を吸い取ります．また，肌が乾かないうちに，化粧水や乳液で保湿を行い，必要に応じてクリームなどのアイテムを取り入れ，翌日のファンデーションののりをアップさせましょう．

Ⅳ. 術後のメイクアップについて

　一般的に抜糸（術後約1週間）まではアイメイクを控えます．非手術（切らない）的な施術の場合は，翌日からアイメイクが可能と言われていますが，術後の状態は，人によって個人差があるため，アイメイクを行う前に，必ず主治医にいつからメイクアップが可能かなどの確認をしておきましょう．また，回復するまでの期間，術後の計画を立てておくなど，抜糸を行うまでは外出をなるべく控えるようにして過ごしましょう．術後のデリケートな肌は，紫外線の影響を受けやすいため，急なお出かけの場合は，日焼け止めを忘れずにつけておくことが大切です．簡単に仕上げるなら，ファンデーション効果，美容液，日焼け止め，化粧下地が1つになったBBクリームなどがおすすめです．サングラスや，日傘など紫外線対策をして外出するようにしましょう．また，前述の通り術後の腫れを目立たないようにするには，ファンデーションやコンシーラーを上手に活用し，肌全体の色みを整えておくことがポイントです．メイクは必要に応じて少しずつ取り入れましょう．眉は，左右のバランスを意識し，眉頭より眉尻が下がらないように描きます．また，鼻筋・目の下などにツヤ感のあるハイライトカラーや，顔まわりに，ナチュラルブラウン系のフェイスカラーをぼかすと，顔全体がすっきりとした引き締まった印象に見えます．ほお紅は，ほお骨を中心にだ円形にぼかし，ほんのりと血色感を与えましょう（図11）．

　また，他人からの視線が"目もと"にいかないように，"口もと"にポイントをおき，鮮やかな色の口紅を意識して選んだり，薄い色の場合には，リップペンシルで唇の輪郭を整え，リップグロウでつや感を与えるなど，口もとを引き立てるメイクアップを行うのも1つの方法です．

　また，洋服や小物類（スカーフやアクセサリー，バッグ等）にアクセントカラーとなる鮮やかな色を選ぶのも良いでしょう．術後のセルフケアとし

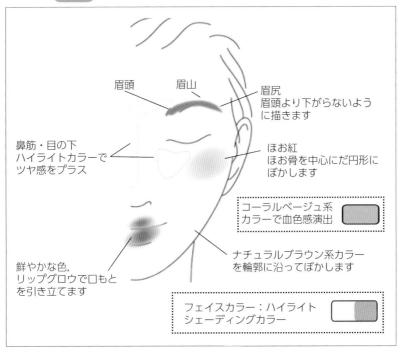

図11 術後の赤み，腫れが目立たないメイクアップ方法

眉頭

眉山

眉尻
眉頭より下がらないよう
に描きます

鼻筋・目の下
ハイライトカラーで
ツヤ感をプラス

ほお紅
ほお骨を中心にだ円形に
ぼかします

コーラルベージュ系
カラーで血色感演出

鮮やかな色，
リップグロウで口もと
を引き立てます

ナチュラルブラウン系カラー
を輪郭に沿ってぼかします

フェイスカラー：ハイライト
シェーディングカラー

て，上手に取り入れながら，治療後も快適に過ごせるような工夫をしてみ
てはいかがでしょうか.

資生堂　ライフクオリティー　メイクアップ　全国カウンセリング店舗

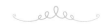

おわりに

　国際美容外科学会(ISAPS)と日本美容外科学会(JSAPS)が毎年行っている美容医療統計があります．両者を比較すると，日本人が特に目もとに高い関心をもっていることがデータに表れています．世界的には，美容外科手術の中で最も多いのが乳房増大術(豊胸術)，次が脂肪吸引であり，いずれも体幹の手術でした．これに対し日本では，眼瞼手術がトップでその割合も際だって多いことが示されています．また別の調査では，眼瞼手術後のトラブルや結果不満足が多いことも報告されています．日本では二重瞼形成や眼瞼下垂手術が人気ですが，思うような結果にならないことも多いようです．

　加齢に伴う目もとの変化は，見た目である容貌と目の機能，さらに生活の質にまで影響を及ぼします．目もとは，美醜だけでなく表情まで変えるため，患者さんにとってはわずかな変化でも気になります．治療の目標は，見た目と機能の両方ともに満足できる結果ですが，両者相反する場合もあります．本書を「上手なエイジング」としたのは，医療ならではの特性をご理解いただいた上で，個々の解剖や個性に合った見た目を目指し，治療にあたっては医学的に安全性と有効性ができるだけ確立した方法や材料を選んでもらいたいと考えたからです．皆様が判断する際，本書が参考の1つになれば幸いです．

　本書は，私たち医師が患者さんを診療するにあたり，どのように考え，何にポイントをおいて治療を計画し，実践しているのか，という視点で構成しました．私たち東洋人のまぶたの加齢について，そのメカニズムや美的基準，治療法そしてそのリスクまで含めて解説しました．注入療法では，顔の美の基準や顔面老化のメカニズムについても述べ，ヒアルロン酸製剤やボツリヌストキシン製剤などの注入治療の要点について解説しました．

　メイクアップも上手なエイジングのための大きなツールの1つになります．長年の研究と経験に基づいた資生堂の理論は，日本人に合った美の基準を示すとともに，顔立ちの個性を引き出す意義を教えてもらいました．

　美容医療コラムでは，長年，日本の美容医療を取材してきたジャーナリストに，美容医療を受ける側の視点で感じてきた課題をまとめてもらいました．日本の美容医療は，未承認材料や専門医教育などの質管理の点で，問題を残したまま

現在に至っています．このような問題を指摘し，改善に向け議論を深めるには発信力のあるジャーナリストの力は大きいと考えます．

　最後に，共同執筆者と全日本病院出版会の皆様のご尽力に心より感謝申し上げます．また，本書発刊に際しご協力いただいた患者さん，福岡大学医学部形成外科学講座と自由が丘クリニックの仲間，塩谷信幸北里大学名誉教授に深謝いたします．

令和3年8月

大慈弥　裕之

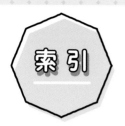

索引

和　文

著者紹介

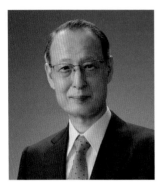

大慈弥 裕之

1980年福岡大学医学部卒業．防衛医科大学校皮膚科を経て，1981年北里大学病院形成外科に入局．2007年福岡大学医学部形成外科学講座主任教授就任．2021年退職．現在，北里大学病院客員教授，NPO自由が丘アカデミー代表理事を務める．日本形成外科学会名誉会員，日本美容外科学会（JSAPS）前理事長，日本抗加齢医学会理事．専門は，見た目の加齢研究，乳房再建術，小児形成外科．美容医療健全化に向けた取り組みも行っている．

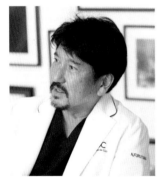

古山 登隆

北里大学医学部卒業．1981年北里大学病院形成外科に入局．講師として同大学病院美容外科診療に携わる．1995年に自由が丘クリニックを開設．現在，自由が丘クリニック理事長，公立大学法人横浜市立大学医学部非常勤講師，国立大学法人千葉大学医学部形成外科非常勤講師，日本形成外科学会専門医，アラガン社ヘッドファカルティ（ボトックス・ヒアルロン酸注入指導医）を務める．"メスを使わない若返り美容医療"の領域で，日本のパイオニアの1人として国内外で活動している．

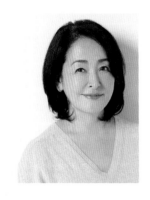

海野 由利子

美容・医療ジャーナリスト

1981〜89年文化出版局装苑編集部にてファッションと美容を担当．取材を通じて，理論と感性，科学と美学など二面性を持つ美容と化粧品の面白さに目覚め，89年に独立．多くの雑誌で美容分野の企画・取材・執筆を行ってきた．美容とつながりのある医療分野にも取材のフィールドを広げ，特に美容医療に関しては「美容医療」という言葉がなかった1999年から体験を伴う取材を開始．その効果や安全性を確認して記事化をしてきた．宮城県気仙沼市出身．日本抗加齢医学会会員

砂川　恵子

1994 年，株式会社資生堂に入社．ビューティークリエイションセンター所属．ヘアメイクアップアーティスト．TVCM やポスターなど宣伝広告の女優・モデルのヘアメイク，雑誌，ウェブのビューティー撮影，ファッションショー，セミナーなど，幅広く活動．商品や美容情報の開発，美容研究に参加．特にエイジングを踏まえたメイクアップについて長年にわたり携わる．年齢を重ねた個性に寄り添い，その人の魅力を自然に引き出すメイクをモットーとしている．

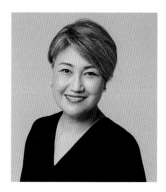

青木　和香恵

1998 年，株式会社資生堂に入社．ヘアメイクアップアーティストとして雑誌，TVCM に携わり，現在は，外見に深い肌悩みをお持ちの方を対象とした「資生堂 ライフクオリティーメイクアップ」のメイクアップコンサルタントとしての活動の他，「視覚に障がいがある方のための美容情報 リスナーズカフェ」で美容情報を発信．またがんサバイバーに向けたラベンダーリングに参加するなど「化粧の力」を通じ，さまざまな分野で日々，活動している．

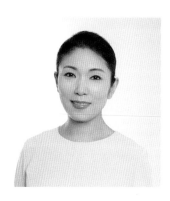

目もとの上手なエイジング
—眼瞼下垂から非手術的美容医療，エイジング世代のメイクアップまで—

2021 年 10 月 5 日　第 1 版第 1 刷発行（検印省略）

著者代表　　大慈弥裕之

発行者　　末定広光

発行所　　株式会社 全日本病院出版会
東京都文京区本郷 3 丁目 16 番 4 号 7 階
郵便番号 113-0033　電話（03）5689-5989
FAX（03）5689-8030
郵便振替口座　00160-9-58753
印刷・製本　三報社印刷株式会社
撮影　新中野製作所　渡辺　敬
イラスト　河島正進
山田菜穂